오래옥 /건강하는단식
**100세 시대의
새로운 건강법**

'먹어야 산다'에서 '굶어야 산다'로의 의식전환 운동

오혜숙 생활단식

100세 시대의 새로운 건강법

오혜숙 지음

기 적 이   일 상 화 되 는   삶 을   추 구 합 니 다

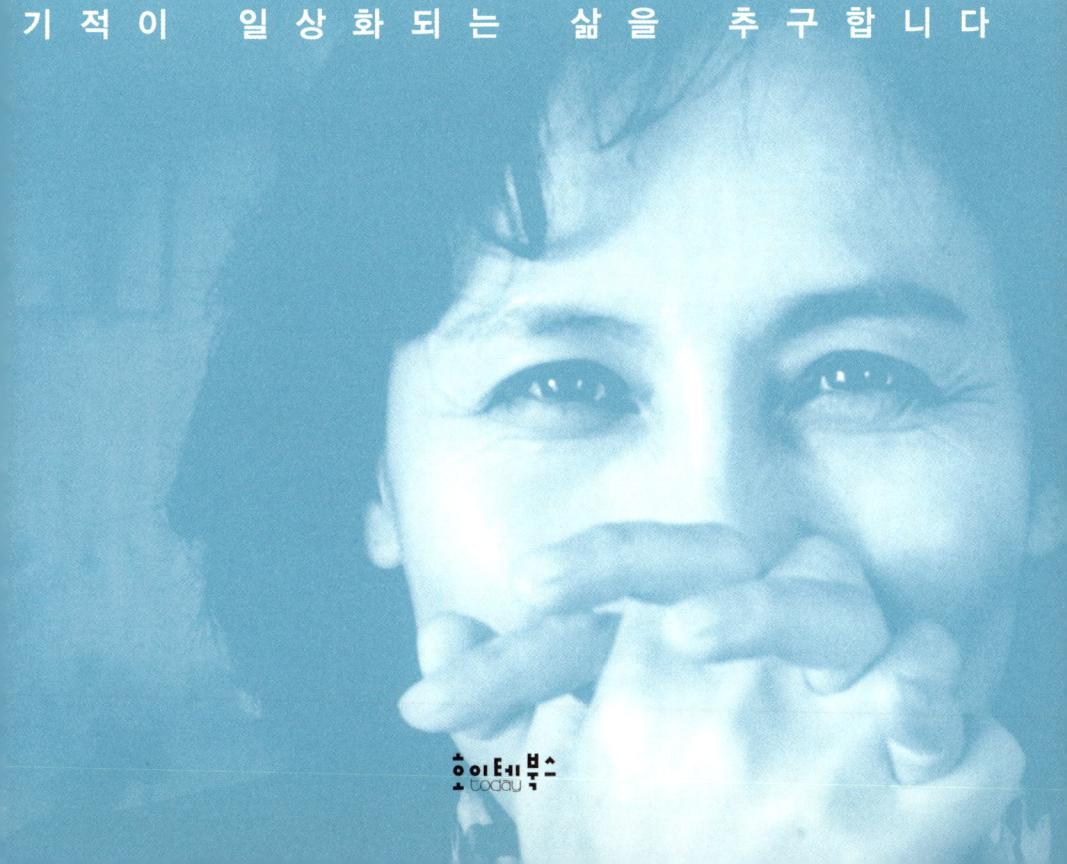

호이테북스
today

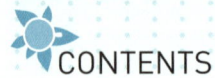

들어가는 글 l 쉰여섯의 중년, 나는 지금이 가장 건강하다   8

CHAPTER 1 건강하게 사는 아주 손쉬운 방법, 오혜숙 건강법

01 오혜숙 생활단식은 어떻게 만들어졌는가?   15

02 '증상 즉 요법'은 자연건강법의 핵심 원리   31

03 오혜숙 건강법의 기본 얼개 : 단식으로 비우고, 소식으로 채운다   33

04 우리 앞에 놓인 두 개의 길   37

05 생활단식, 쉽고 편하고 강력하다   39

06 생활 혁명 : 비움의 문화, 새로운 물결   41

알아두기 l 단식, 칼을 대지 않는 전신수술   43

CHAPTER 2 병이 낫고 건강해지는 원리

01 내 몸의 온도를 올린다   49

02 내 몸의 간을 맞춘다   56

03 내 몸의 똥찌꺼기를 빼낸다   65

04 내 척추의 좌우 균형을 맞춘다   74

05 내 몸의 독을 없앤다   81

06 내 몸의 뼈를 달군다   86

CHAPTER 3 오혜숙 생활단식 프로그램(1) - 단식, 준비하고 시작하기

01 단식이란?   91

02 전통 단식의 7가지 효과   94

03 전통적인 단식의 문제점   97

04 오혜숙 생활 단식, 단식이 가진 문제점을 해결했다!   100

05 오혜숙 생활단식의 구성 : 위와 장에게 선물하는 50일 동안의 특별 휴가   103

06 단식 전에 꼭 체크할 것   106

07 단식의 시작, 관장 : 다비움   114

08 공복감을 없애주고 혈관을 깨끗하게 한다 : 니시차   118

09 피부는 탱탱하고 요요는 없다 : 된장차   123

10 단식이 쉽다 : 현미조청, 소금사탕   129

알아두기 | 명현(瞑眩)반응과 호전반응   134

CHAPTER 4 오혜숙 생활단식 프로그램(2) - 회복식과 조절식, 월단식과 소식

01 단식 후의 특징   141

02 몸이 다시 태어나는 시간 : 회복식   144

03 가장 좋은 음식으로 새 몸을 채운다 : 우주를 담은 밥상   148

04 신선(神仙)의 세계에서 다시 인간의 세계로 : 조절식과 마무리 단식   154

05 짧은 단식, 큰 만족 : 월(月)단식   160

06 매일하는 한 끼 단식 : 소식　161

07 간헐적 단식　164

단식 중에 꼭 해야 할 생활건강 요법들

01 막스 거슨식 커피관장법　171

02 니시 선생이 집대성한 6대 건강법칙　179

03 발목펌프운동　184

단식 중에 함께 하면 좋은 생활건강 요법들

01 냉온욕법　189

02 풍욕법　191

03 발물(각탕)법　194

04 오일&주스 해독법　197

단식에 대해 궁금한 것들 묻고 답하기

알아두기 | 단식에 대해 궁금한 것들　205

01 공부하는 아이에게 최고의 선물   207

02 몸무게 : 비만, 저체중, 적정체중   210

03 임신   217

04 피부 : 아토피, 여드름, 알러지, 건선, 발진   220

05 피와 혈관 : 당뇨, 고혈압, 고지혈, 중풍   225

06 저혈당과 어지럼증   232

07 뼈 : 골다공증, 관절   236

08 신장 : 신장염, 신부전, 신장투석   239

09 간 : 간염, 지방간   241

10 메스꺼움, 구역질   244

11 통풍, 류머티즘, 빈혈 등   251

12 화장, 목욕 등 일상생활   255

13 다비움   262

14 기타 : 단식 중에 생기는 여러 궁금증들   266

부록 | 참고 문헌   273

| 들어가는 글 |

쉰여섯의 중년,
나는 지금이 가장 건강하다

 나는 1960년에 태어났다. 이 글을 쓰는 지금 쉰여섯 살이다. 평생을 살아오면서 나는 지금이 제일 건강하다. 내가 지금 특별히 힘이 넘치거나 내 또래의 다른 사람보다 훨씬 더 건강이 좋다는 말이 아니다.
 나는 특별히 아픈 데는 없었지만, 늘 아팠고 몸에 기운이 없었다. 사는 게 힘들었다. 아주 평범하고, 일상적인 생활을 해 내기에도 힘에 벅찼다. 내 지나온 삶에 대한 기억은 간간히 단절돼 있다. 매끄럽게 죽 이어지지 않고 툭툭 끊긴다. 걸핏하면 병원에 가서 누워있었기 때문이다. 늘 기운 없고, 아프고, 툭하면 병원에 가 있는, 살림도 제대로 해내지 못 하는 한심한 아줌마, 그게 나였다.
 사람들은 누구나 자기한테 중요한 일, 혹은 주제가 있다. 이것이 삶의 중심점이고, 이것이야말로 그 사람의 가치관이다. 자기가 중요하다고 생각하는 것을 중심으로 삶의 이야기는 써진다. 지나온 기억은 더욱 그렇다. 어떤 사람한테는 친구가 중요하다. 어떤 사람한테는 지식이 중요하고 또 어떤 사람한테는 돈이 중요하고 어떤 사람한테는 지위나 권력 같은 게 중요하다.

지나온 삶의 얘기는 이렇게 중요한 어떤 지점을 중심에 두고 펼쳐진다. 그런데 살아온 날들을 돌아보면 나는 그런 게 별로 없다. 내가 꽉 움켜쥐고 집착한 게 없었기 때문인 것 같다. 뭔가를 움켜쥘 에너지가 없었기 때문일까? 기억이 이야기로 잘 꿰어지지 않는다. 어떤 스님은 나의 이런 태도를 보고는, 마치 해탈한 사람 같다는 우스개 소리를 하시기도 했다.

그러나 과거와 달리 지금은 건강해졌다. 어느 정도냐면 하루에 대여섯 군데를 돌아다니면서 각각 다른 사람들을 만나 중요한 회의를 하고, 한두 군데 행사장에 들러, 기업체 대표로서 할 역할을 다 하고 밤늦게서야 집에 들어와도 몸이 피로하지 않다. 이렇게 집에 돌아와 잠깐 눈 붙이고, 다음 날, 어제와 비슷한 일정을 또 소화해 내도 될 만큼 나는 건강해졌다.

이것은 정말 기적 같은 일이다. 자랑 같지만 그래도 말한다면 이것은 내가 스스로 찾아내고 만들어 낸 기적이다.

나는 사는 내내 병약했고 많은 병에 시달렸지만, 지금은 건강해졌다. 내가 어릴 때 몸이 아팠던 건, 어떤 병원에서도 근치하지 못하는,

병 같지 않은 병을 앓으면서 평생을 살아와야 했던 건, 아마도 내가 어떤 특별한 사명을 가지고 있었기 때문인지도 모르겠다는 생각을 한다. 고통 받는 수많은 사람들을 낫게 하고, 건강하게 만들어야 한다는 특별한 사명 같은 것. 과대망상일까? 아니다.

자연건강법을 창시한 니시 가츠조西勝造, 1884~1959 선생이 만약 자기가 아프지 않았다면 니시 건강법을 만들어 냈을 리가 없다. 의학박사이면서 그의 수제자라 할 수 있는 고다 미츠오甲田 光雄 1924~ 선생이 병약하여 시름시름 앓지 않았다면 니시 자연건강법을 창조적으로 계승 발전시켰을까? 아니다. 그렇지 않다. 자신이 아팠기 때문이다. 서양의학이며 한의학을 동원해서 온갖 방법을 다 써보아도 자기 병이 낫지 않았기 때문에 새로운 길을 찾았던 것이다.

나도 마찬가지다. 나와 내 사랑하는 아이들한테 닥친 뜻하지 않은 불행, 정말 병 같지도 않은 병들이 나를 지금의 나로 이끌었다고 할 수 있다.

내가 단식을 시킨 사람만 벌써 삼만 명을 넘어섰다. 병약한 사람들은 단식을 통해 건강체로 새로 태어난다. 비만으로 고통 받던 사람들이 아름답고 날씬해진 모습으로 자존감을 되찾고, 새로운 인생을 산다. 사람들은 온갖 종류의 현대병에서 벗어나 지긋지긋한 약 더미에서 해방된다. 내가 매일매일 만들어내는 변화다.

나는 건강해졌다. 매일 아침, 잠이 깨자마자 방안에서 간단히 운동을 하고, 자기 전에 한 번 더 간단히 운동을 한다. 운동시간은 기껏해야 20분 정도다. 그리고 내가 프로그램화한 길고 짧은 단식을 주기적으로 반복한다. 내가 건강해진 이유는 오로지 그것뿐이다.

그런데 사람들은 내가 행하는 이 간단한 건강관리법에 대해 '오혜숙 건강법'이란 거창한 이름까지 붙여 주었다. 황망스런 일이긴 하지만, 기꺼이 받아들이려고 한다. 앞으로 나는 지금보다 조금 더 건강해지리라는 확실한 믿음이 있다. 그래서 앞으로 최소한 20년~30년 정도는 오늘보다 내일이, 올해보다 내년이 더 건강하리라고 확신한다.

이 책은 그러한 건강관리법을 좀 더 체계적으로 담고자 시도한 것이다. 많은 분들의 요청이 있었고, 강의를 다닐 때마다 많은 분들이 제안을 해주셨다. 그 결실을 이 책에 오롯이 담고자 노력했다. 부족하겠지만, 이 책이 나처럼 많이 힘들었던 사람들에게 조금이나마 희망을 주고, 해법을 찾아가는 데 도움이 된다면 그것으로 족하리라.

저자 오혜숙

CHAPTER 1

건강하게 사는 아주 손쉬운 방법, 오혜숙 건강법

01 오혜숙 생활단식은 어떻게 만들어졌는가?
02 '증상 즉 요법'은 자연건강법의 핵심 원리
03 오혜숙 건강법의 기본 얼개 : 단식으로 비우고, 소식으로 채운다
04 우리 앞에 놓인 두 개의 길
05 생활단식, 쉽고 편하고 강력하다
06 생활 혁명 : 비움의 문화, 새로운 물결
» **알아두기** | 단식, 칼을 대지 않는 전신수술

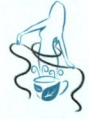 건강하게 사는 아주 손쉬운 방법, 오혜숙 건강법

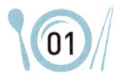

오혜숙 생활단식은
어떻게 만들어졌는가?

　단식에 대해 본격적으로 말하기 전에 먼저 나의 개인사를 이야기하지 않을 수 없다. 많은 사람들이 그렇겠지만, 벼랑 끝에 서면 그 해법을 찾는 혜안을 찾기 때문이다. 그 혜안이란 바로 패러다임의 변화이자 방법론의 시작이다.

　돌아보면 나는 늘 시름시름했다. 그런 내가 처음 심하게 아픈 건 고등학교 3학년 때였다. 한 달 동안 한숨도 자지 못했다. 눈 뜬 시체였다. 동네 사람들은 그런 나를 보고 귀신이 들려서 그런 거라며 수군거렸다. 그전에는 입이 짧아서 음식을 골고루 먹지 못해, 약간 허약하고 변비가 좀 심했을 뿐이었다.

　그런데 인생의 가장 중요한 순간에 갑자기 잠을 잘 수가 없게 되어 버렸다. 요즘처럼 입시 스트레스가 심했던 것도 아니었다. 그 당시에 나는 유복한 환경에서 마냥 행복했기 때문에 스트레스 같은 게 있을 리 만무했다. 아무 걱정거리가 없었다.

그러던 어느 날 특별한 이유도 없이 갑자기 잠을 잘 수 없게 되었다. 여러 가지 고문 중에서도 사람을 가장 고통스럽게 하는 것이 잠 안 재우는 고문이라고 하는데, 나는 잠을 못 자서 그렇게 고통스러웠던 것 같지는 않다. 오히려 밥을 못 먹어서 힘들었다. 힘이 없었다는 표현이 더 정확하겠다.

힘이 하나도 없어서 나는 늘 누워있어야 했다. 녹두죽을 조금 먹으면서 겨우 살았다. 살았다기보다 살아 있었다.

우울증을 함께 앓았다. 변비도 심했다. 내가 그 당시의 고통을 잘 기억하지 못 하는 이유는 어쩌면 우울증 때문인지도 모르겠다.

당연히 학교에도 가지 못했다. 고등학교 졸업장은 받았지만, 대학에는 가지 못했다. 막내딸을 끔찍이도 사랑했던 아버지는 나를 어디에도 내보내고 싶어 하지 않으셨다. 상당한 부농이셨던 아버지는 나를 당신 울타리 안에 두고 보호하고 싶어 하셨다.

스물여섯에 결혼해서 첫아이를 낳았다. 딸이었다. 한 달 조산이었다. 엄청난 난산이었고, 무리한 자연분만이었다. 이후 거듭 유산을 했다. 살림도 시누이가 함께 살면서 대신 해줬다. 그때에도 나는 늘 병원에 누워 있었던 기억밖에 없다.

큰딸아이가 첫돌이 지나면서 배냇머리가 빠지고 새 머리카락이 나는데, 이상했다. 머리가 솜털처럼 가늘고, 1센티미터 자라고는 더 이상 자라지를 않았다. 어른들이 밀어 보라고 해서 밀어 보았다. 소용없었다. 두 돌이 되어도 아이의 머리카락은 자라지 않았다. 큰일이었다. 병원에서 온갖 검사를 다했다.

모든 게 정상이었다. 다 정상인데 어째서 머리카락이 자라지 않는다는 말인가? 아무도 몰랐다. 침을 맞히고, 한약을 먹였다. 소용없었다. 동양의학이든 서양의학이든 의학으로는 어찌 해 볼 수 없는 증상이었다. 불치不治! 그 분들 능력으로는 도저히 치료를 할 수 없었다.

다른 방법을 찾아 봐야 했다. 온갖 건강식품을 다 구해서 먹였다. 머리에 바르는 약을 구할 수 있는 만큼 구해서 발라줘 보았다. 소용이 없었다. 그래도 포기하지 않고 끝까지 수소문을 해서 찾아보니, 당시 머리카락에 발생하는 각종 병리증상 치료에 최고의 권위를 가진 사람이 있었다. 중국의 한의사 조장광趙章光이란 분이었다.

몇 년 전에야 이 분이 쓴 책『미발생발고험방美髮生髮古驗方』이 번역돼서 나오기도 했다. 당시에 그 분께 직접 부탁해서 발모제를 중국에서 공수해서 발라줘 보기도 했다. 실망스럽게도 큰 효과는 없었다. 이 모든 비용은 다 어디서 왔을까? 친정아버지가 대주셨다. 막내딸이 하는 일, 하고 싶어 하는 일을 아무 조건 없이 무조건 다 들어주신 친정아버지가 있어서 가능한 일들이었다.

그러는 중에 난 우울증에 시달렸다. 산후 우울증이었다. 여기에 유산이 수차례 겹쳤다. 몇 번이나 그랬는지 기억도 나지 않는다. 나는 툭하면 병원에 누워 있었다. 병원에 누워 있던 기억밖에 없다. 우울한

날들이었다. 엄마인 나는 늘 누워서 살았고, 일찍 글을 깨친 큰아이는 혼자 책을 읽었다.

반복되는 유산이 끝나고 어느 날 둘째 아이가 내게 왔다. 기뻤지만 두려웠다. 만약에 둘째 아이도 큰아이처럼 머리칼이 없으면 어떡한단 말인가?

첫아이 임신했을 때, 나는 속이 메슥거릴 때마다 콜라를 먹었다. 내가 콜라를 자주 먹은 걸 아는 사람들은 콜라를 자주 먹었기 때문에 아이 머리칼이 안 나는 것이라는 말들을 해댔다. 그때마다 억장이 무너졌다. 그래서 둘째를 가진 동안에는 음료는 물론이고 라면 한번 먹지 않았다. 밥과 채소 등 자연식품만 먹었다. 유산의 위기를 몇 번이나 넘기면서 둘째를 낳았다.

큰아이는 그래도 배냇머리는 검고 예뻤었다. 배냇머리가 빠지고 다시 나온 머리카락이 솜털처럼 가늘고 곱슬곱슬하면서 길지 않았던 것이다. 그런데 작은 아이는 처음부터 머리카락이 솜털처럼 가늘고 하늘거렸다. 느낌이 좋지 않았다. 눈물이 왈칵 쏟아졌다. 산후 조리로 끓여주는 미역국조차도 넘어가질 않았다.

아이뿐만이 아니었다. 내 몸도 엉망이었다. 젖도 먹일 수가 없었다. 아이는 우유를 먹이면 소화를 못 시키고 쿨럭쿨럭 토했다. 내 옷에서는 아이가 토한 신 냄새가 언제나 진동했다. 아이는 예방 접종을 할 사이도 없이 수두를 앓았다. 너무나 심하게 앓았던 까닭에 아이가 죽는 줄 알았다. 수두가 끝나자마자 홍역을 앓았다. 두 번의 큰 병을 앓으면서 아이는 내 등에서 떨어지려고 하지 않았다. 낮에는 물론이고 밤에도 업고 자야 했다.

　7개월쯤 되었을 때였나 보다. 아이가 등에서 먹지도 않고 칭얼거리더니 축 늘어지는 것이었다. 이상하다 싶어서 방바닥에 뉘어 놓고 살펴보니 고환부근이 툭 튀어 나와 있었다. 애 죽이지 싶어 밤중에 강남성모병원 응급실로 택시를 타고 달려갔다. 진단을 하더니 탈장이라고 했다. 상황은 급박했다. 당장 응급수술을 해야 했다.

　그런데 성모병원에서는 수술을 할 수 없다고 했다. 여기저기 수소문을 한 끝에 국립의료원으로 달려가 그곳에서 탈장 응급수술을 했다. 다행이 아이는 살렸지만, 나는 정신이 하나도 없었다. 연거푸 아이가 병치레를 하고 나니 체력은 바닥이 났고, 몸은 피곤에 지쳐서 만신창이가 되었다.

　엎친 데 덮친 격으로 이게 다가 아니었다. 아이는 기침을 끊임없이 하면서 잠을 자질 못했다. 밤이면 기침이 더 심했다. 천식이었다. 작은 아이는 천식, 선천성 승모판* 기형, 아토피, 정서발달장애 경계선 등의 진단을 받았다. 늘 아이를 데리고 병원을 다니는 것이 내 일이었다. 작은 아이는 밤새 등에서 기침으로 울다 잠들었다.

　나는 편하게 자리에 누워 잠을 자본 기억이 없다. 작은 아이가 이런 처지여서 큰 아이에게는 관심을 기울이고 신경을 써줄 여력이 없었다.

　등에서 잠시도 안 떨어지던 작은 아이가 현미 죽을 먹으면서부터 조금씩 좋아졌다. 천만다행한 일이었다. 그러다가 마침내 다섯 살이

승모판(mitral valve)은 심장의 좌심방과 좌심실 사이에 위치하는 판막을 말한다. 2개의 판막으로 되어 있어 이첨판이라고도 부른다. 좌심실이 수축할 때 대동맥혈이 심방으로 역류하는 것을 막는다.

되면서 유치원을 다닐 수 있게 되었다. 해방이었다. 그러나 해방감도 잠시, 이번엔 다시 내 차례였다. 다시 우울증이 찾아왔다. 하루 종일 아이를 등에 업고 지낸 세월이 5년이었다. 아이가 유치원에 가고 나니 등이 허전했다.

그동안 도무지 여유가 뭔지, 사는 것이 무엇인지 생각 한 번 못해 보고 살았던 까닭에 시간적 여유가 조금 생기면서 공허감이 밀려왔다. 정말 죽고 싶은 마음만 더해져 갔다. 생에 아무 의미도 느끼지 못했다. 몸은 늘 아팠다. 창을 열고 불암산과 수락산을 쳐다보면서 날마다 눈물 흘리며 우는 게 일이었다.

그러다가 또 병이 생겼다. 신우신염*이었다. 지금 돌아보면 우울증 약 때문이었다. 다시 병원 다니는 게 일이 되었다.

인생에서 정말 중요한 일들은 다 우연히 일어난다. 나와 우리 아이들이 건강해지게 된 계기도 그랬다. 끝없이 아프고 끝없이 우울할 줄만 알았는데 인생은 그런 게 아니었다.

남편이 잘 다니던 직장을 그만두고 사업을 시작하면서 내 인생과 우리 가족의 인생은 극적으로 바뀌게 된다.

신우신염은 신장과 신우라고 하는 공간에 생긴 염증을 말한다. 신장에 흔히 생기는 질병으로 대개는 세균 감염이 원인이다. 만성 신우신염은 대개 급성 신우신염이 만성화되어 생기는 질환으로 신우와 신장 조직에 반복되는 세균 감염이 만성화의 원인이다. 만성 신우신염은 급성처럼 확실한 증상이 나타나지 않고, 전신이 노곤하면서 옆구리에 가벼운 통증과, 단백뇨, 혈뇨, 세균뇨와 같은 소변 이상 증세가 장기간 지속된다.

그 무렵, 남편은 정부투자기관을 다니다가 그만두고 나와서 사업을 하겠다며 당시 유행하던 〈하이트 광장〉을 차렸다. 경험 없이 시작한 사업은 물론 실패였다. 남편은 직장생활 하면서 겨우 마련했던 아파트 한 채를 가볍게 날리고는 사업을 접었다. 사업이 어려워지고 정리 단계에 들어가는 데 나는 깊이 관여했다. 당시 상황은 몹시 우울했지만, 오히려 내 우울증은 사라졌다.

그 과정에서 의외로 나에게 맺고 끊는 힘이 있다는 걸 알게 되었다. 사람들이 흔히 사업가적 기질이라고 하는 기질이 내게 있다는 걸 어렴풋이 알게 된 것이다. 사업을 정리하고 나니 남은 돈은 달랑 600만 원이었다. 이 돈 가지고는 오갈 데가 거의 없었다.

남편이 직장도 없고, 집에 돈도 없고, 아이들은 커가고 있었다. 뭔가 다시 재기를 해야 했다.

발모제 대리점을 해보기로 했다. 당시 발모제 사업은 그동안 없던 시장이 이제 새로 만들어지기 시작하는 대박사업이었다. 휴대전화가 처음 나왔을 때, 휴대전화 대리점과 비슷한 호황을 누렸다고 보면 되겠다. 그 당시 한국생산기술연구원에서 근무하던 서 모 박사가 개발한 발모제가 뉴스와 신문에 대서특필 되었다. 바로 그 발모제 대리점에 참여하고자 사람들이 인산인해를 이루었다.

나는 발모제 본사 사장님을 찾아가서 우리 애들의 머리카락 문제에 대해서 상세하게 설명했다. 나보다 더 발모제 사업에 적합한 사람은 없다고 설득했다. 겨우 대리점을 얻을 수 있었다. 그런데 서울에는 벌써 자리가 다 나가고 없었다. 대리점이 개설되지 않은 지역을 찾다보니 청주가 있었다. 아무도 없는 낯선 땅 청주로 이사를 했다.

 발모제 사업은 다행히 잘 됐다. 머리카락이 빠져서 고민하는 사람들을 상담하면서 진정으로 그들의 마음을 이해하고 위로하는 마음으로 발모제 사업에 임했던 덕분인지는 몰라도 아는 사람 하나 없는 낯선 땅 청주에 와서 시작한 발모제 사업이 순조롭게 잘 진행이 되어 작은 목돈까지 쥘 수 있게 되었다.

 이때부터 나는 공부를 시작했다. 신우신염으로 피오줌을 누고 있었기 때문이었다. 그리고 아이들 머리도 나도록 해야 했다. 서양 의학과 한의학으로도 할 수 없다면 이제 기대를 걸 수 있는 건 자연의학뿐이었다. 그때〈한국자연건강회〉이영규* 회장님을 처음 만났다. 이영규 회장님은 내게 자연건강법의 심오함을 일깨워주시고, 내 생애 첫 번째 단식을 지도해주신 고마운 분이다.

 나는 하루 영업을 마치고 밤이 되면 자연건강법을 직접 실천하고, 평생교육원을 다니면서 오행침 등 자연요법을 이것저것 사정이 되는 대로 계속 배웠다.

1993년 충남 당진에서 태어났다. 서울사업학교를 졸업하고 육군포병장교로 임관했다. 1969년 베트남전 파병중에 간장병이 발병했다. 1997년 故김민 옹으로부터 자연식 치병법 수련을 받는 중에 한국자연건강회를 알게 된 후, 기적적으로 건강을 회복했다. 그 후 몸으로 직접 체험한 자연건강법에 대한 확신을 가지고 1978년부터 한국자연건강회 사무실을 개설하여 20여 년간 상근하며 자연건강법 실무를 지도했다. 흔히 알고 있는 '통밀빵'을 처음 만들어 보급한 장본이기도 하며, 자연건강법이라는 큰 나무가 자랄 수 있는 씨앗이 되었다. 현재는〈한국자연건강회〉명예회장직을 맡고 있다.

발모제 사업은 반응이 좋아서 전국 103개나 되는 대리점에서 5위를 차지할 정도였다. 우습게 들릴지 모르지만, 아버지의 지극한 사랑을 받으면서 공주처럼 자란 내가 영업 전선에 직접 뛰어든다는 것은 내 자신조차도 상상할 수 없는 일이었다. 그런데 전국 5위라는 좋은 성적으로 판매 우수 대리점에 뽑혔다. 정말로 놀라운 일이었다.

미국 서부 여행 티켓을 상품으로 받았다. 상으로 받은 여행권을 남편에게 양보했다. 그런데 참 공교롭게도 남편이 미국 서부 여행을 떠나던 날이, 임창렬 국무총리가 IMF 관리를 선언하던 바로 그날이었다. 난 IMF라는 게 뭔지 몰랐다. 그렇게 잘 팔리던 발모제의 판매량이 뚝 떨어졌다. 전혀 팔리지 않았다. 사업이 좀 된다고는 했지만 아직 사글세도 못 면하는 어려운 처지였는데 정말로 난감하기 짝이 없었다. 살기 위한 무엇인가 또 다른 방법을 찾아 나서야 했다.

눈이 펑펑 쏟아지던 어느 날, 남편은 서울로 가더니 생식 대리점 계약을 하고는 초도물량 제품을 들고 집으로 돌아왔다. 들도 보도 못한 낯선 물건이라 방구석에 처박아 놓고 거들떠보지도 않았다. 남편이 또 덜컥 사고를 쳤다고 생각했다. 걱정만 태산이었다. 생식이 처음 우리 사회에 등장하던 시절이었다.

열흘쯤 지났을까? 도대체 생식이란 게 어떻게 생겨 먹은 것인지 문득 궁금해졌다. 맛이나 봐야겠다 싶어서 시식을 해 보았다. 이때까지만 해도 생식이라는 물건이 내 인생을 완전히 바꿔 놓으리라고는 생각지도 못 했다.

생식을 먹으면서 그동안 내가 앓고 있던 만성변비와 무력감, 우울증이 완화되고, 무엇보다 몸무게가 13kg이나 빠졌다. 놀라웠다. 몸이 아주 가벼워졌다. 날아갈 것 같았다. 고혈압이던 큰 형부가 나와 함께 생식 다이어트를 했는데, 형부도 8kg이나 감량을 하면서 혈압 조절이 한결 쉬워졌다. 아이들한테도 생식을 먹여 봤더니 변화가 나타났다.

온갖 식품과 온갖 요법들을 하면서 1억 원쯤 되는 돈을 썼는데도 불구하고 아이들의 머리카락은 겨우 3센티미터 정도밖에 길지 않았는데, 생식을 먹이면서부터 3개월 만에 1센티미터씩 머리카락이 길게 자라났다. 놀라웠다. 아이들이 어딘지 모르게 활기가 생겼다는 느낌을 받았다. 정말 놀라웠다. 세상에 이런 게 다 있었다니!

두 아이의 원인 모를 불치병을 해결해 보고자 〈의학신보〉와 〈한의학 신문〉에 이런 아이를 치료해 보신 분은 없느냐고 공문도 보내보고, 여기저기 용하다는 병원의 한의사, 의사를 다 쫓아 다녔던 나였다. 그게 다 허사였는데, 생식이란 게 확실한 효과를 나타내고 있었다.

나와 큰 형부와 아이들이 직접 먹어보고 효과를 확인했으니 나는 누구한테나 자신 있게 생식을 권할 수 있었다. 아니, 정확히 말하면 그 정도가 아니었다. 나는 생식을 아픈 사람들한테 권해야 했다. 의무감이나 사명감 같은 걸 느꼈다. 이 좋은 걸 얼른 전해서 현대의 불치병으로 고생하는 사람들이 지금 겪고 있는 고통에서 하루속히 벗어나게 해줘야 했다. 나는 전국을 펄펄 날아다녔다.

나는 또 한편으로 생식공부에 몰입했다. 자연건강법도 정신을 바짝 차리고 제대로 공부하기 시작했다. 사실 니시 자연건강법을 배우기는 했어도,

내 삶에 그렇게 필요하다는 생각을 별로 하지 않았는데, 생식 대리점을 하면서부터 내 가까이에 있는 자연건강법이 바로 진리라는 사실을 비로소 깨닫게 되었다. 생식을 통해서 자연건강법의 힘을 직접 확인한 후부터 나는 자연건강법에 완전히 빠져들었다.

서울 종로 6가에 위치하고 있던 〈한국자연건강회〉에서 실시하는 '자연건강 1급 지도사 과정'을 이수했다. 수업을 듣기 위해 청주에서 서울까지 오가야 하는 먼 길이었지만 매주 한 번씩 실시하는 수요 강좌를 나는 단 한 번도 빼먹지 않고 출석했다. 그렇게 해서 남편과 함께 '자연건강 1급 지도사 자격'을 나란히 취득했다.

매주 서울을 오르내리면서 된장찜질과 관장을 일주일에 3회씩 했다. 아마도 된장찜질과 관장을 지속적으로 6개월은 했던 것 같다. 그리고 생식을 판매하면서 변비나 복부 비만으로 고생하는 고객들에게 내가 〈한국자연건강회〉에서 배우고 체험한 된장찜질을 해주고 관장법을 가르쳤다. 또한 발목펌프 치는 법이나 냉온욕법 등을 고객들에게 정성을 다해 가르쳐 드렸다.

남들은 생식 한 박스 팔고 말았는지 모르지만, 나는 그때부터 건강을 팔고 있었다. 매출은 향상될 수밖에 없었고, 전국 대리점 중에서도 항상 나의 매출 순위는 상위 그룹이었다. 그러자 우리 가족의 건강은 좋아지고 생활이 안정되어 갔다. 어릴 때부터 총명하던 큰아이는 서울대학교에 당당하게 입학했다. 엄마로서 아무것도 해준 게 없는데, 아이는 어느새 자라나 엄마를 울렸다.

이 무렵, 〈한국자연건강회〉 이영규 회장님의 권유로 '산야초 효소 단식'이란 것을 처음으로 해 보게 되었다. 7일 단식이었다. 어렵지 않았다. 내게 단식은 그렇게 어려운 일이 아니었다. 평소 많이 먹지 않기 때문이었다. 단식이 끝나고 회복식으로 넘어갔다. 미음에 옅은 된장국을 끓여서 마시는 방법이었다. 이삼일 먹을 요량으로 된장국 한 냄비를 끓였다.

정해진 양만큼을 먹고 돌아서는데, 보름동안 굶다가 일단 염분이 들어가니까 식탐이 무섭게 올라왔다. 딱 한 국자만 더 먹어야지 하고 먹었다. 먹고 돌아서는데 또 딱 한 국자만 더 먹고 싶었다. 또 먹었다. 이렇게 왔다 갔다 하면서 된장국 한 냄비를 다 먹어버리고 말았다.

배는 터질 듯이 불렀지만, 만일 된장국이 더 있었다면 틀림없이 더 먹었을 것이다. 그때 나는, 나도 역시 사람이라는 걸 비로소 알게 되었다.

무슨 말인가 하면, 내게도 식탐이 있다는 걸 그때 처음 알게 되었다는 것이다. 그전에는 도무지 뭔가를 먹고 싶다는 욕구를 느껴본 적이 없었는데, 이때 처음으로 강렬한 식욕을 느껴 보았다. 단식 후에 밀려오는 식탐은 정말 무서운 것이었다.

다음날 아침에 잠이 깼는데, 눈을 못 뜰 정도로 부어 있었다. 이거 큰일 났구나 싶어서 이영규 부회장님한테 전화를 했더니 "너, 이제 곧 죽는다!"라고 아주 냉정하게 말씀하셨다. 가슴이 철렁했다. 순간 '어쩌나? 우리 아이들은 누가 책임지라고? 이리 죽으면 안 되는데!' 하는 생각이 번쩍 머리를 스치고 지나갔다.

정말 죽느냐고, 며칠이나 살 수 있느냐고 몇 번을 물었다. 아무 말씀도 안 하고 듣고만 있던 부회장님이 비로소 입을 여셨다. 엄하게 말씀하셨다. 3일 단식을 다시 하고 미음으로 철저하게 회복식을 하면 살 수 있다고. 단식의 효과가 좋기는 하지만, 자칫하면 큰 사고가 날 수도 있다는 걸 그때 알았다.

만성 신우신염을 일 년에 몇 번씩 앓았던 내게, 붓는다는 것은 곧 죽음이란 것을 알기에 정말 죽을힘을 다해 식탐과 싸웠다. 겨우 회복식을 마치고 났지만 안타깝게도 큰 효과는 없었다. 옛날에 비해서 혈색이 조금 나아졌을 뿐이었다. 여전히 얼굴에는 병색이 완연했고 기미가 새까맣게 얼굴을 덮고 있었다. 어디로 봐도 건강식품을 판매하기에는 안 어울리는 모습이었다.

내 첫 단식은 실패였다. 이렇게 나는 단식과 인연을 맺었다.

나는 비록 첫 단식에는 실패했지만 그만두지 않았다. 그 뒤로도 단식을 반복했다. 온갖 자연건강법은 다 배우고 다녔는데, 직접 해 보니 단식만한 게 없었다. 단식의 최고 매력은 혼자서 나를 치료할 수 있다는 점이었다. 다른 모든 건강법은 다른 사람을 위한 것이었다. 예를 들면, 침이나 뜸이나 마사지나 괄사요법˙ 같은 것들은 내가 열심히 배

˙ 괄사요법(刮痧療法)은 몸의 경락부위를 도구로 긁어서 병독을 배출시키는 중국의 전통 민간 치료 방법의 하나로 비약물성 자연 건강 요법이다.

우고 익혀서 다른 사람을 위해서 시술해야 하는 것이었다.

　나 같은 경우는 내가 배워봐야 소용이 없었다. 내가 아무리 잘 해도 나를 치료할 수는 없으니까. 그런데 유일하게 단식은 혼자서 할 수 있었다. 혼자 힘으로, 내 의지와 정신력만으로 나를 치료할 수 있었다. 그 점이 참 마음에 들었다. 나는 단식을 하면 왠지 모르게 참 좋았다. 텅빈 것 같은 가볍고 상쾌한 느낌이 참으로 좋았다. 그래서 단식에 끌렸고 틈만 나면 단식을 했다.

　그런데 몇 가지 문제가 있었다. 첫 번째는 단식을 꼭 단식원에 들어가서 해야 하는 문제였다. 이렇게 좋은 단식을 꼭 단식원에 가야만 할 수 있다는 건 말이 안 되는 일이었다. 나는 집에서 혼자 단식을 할 수 있는 방법을 찾게 되었다.

　둘째는 효소 단식을 해서는 긴 단식을 할 수 없다는 문제였다. 나는 신우신염을 앓고 있었기 때문에 효소 단식을 조금 길게 7일 정도만 하면 몸이 차가워지면서 염증이 생겼다. 체질을 완전히 바꿔서 건강한 몸이 되기 위해서는 긴 단식이 필요했다. 나는 몸에 병이 있는 환자라도 안전하게 장기간 할 수 있는 단식법을 찾게 되었다.

　세 번째는 '마그밀' 관장을 할 수 없다는 문제가 있었다. 단식 중에는 장운동이 안 일어나기 때문에 강제로 장을 씻어내는 관장을 해야 하는데, 지금이나 그 당시나 마그밀이라는 수산화마그네슘을 많이 사용한다. 그런데 나는 마그밀을 먹으면 옆구리가 심하게 결렸다. 몸이, 마그밀로 인해 몸에 가해지는 충격을 이겨내지 못 했던 것이다. 시원하게 장을 씻어 내줄 대안이 필요했다.

단식을 하는 데 있어서 해결해야 할 이런 세 가지 문제가 있었다. 나는 어떤 문제든지 한 번 붙들면 끝장을 보는 성미가 있다. 당시 나는 콩팥이 안 좋았기 때문에 상황버섯과 꾸찌뽕, 싸리버섯 등을 끓여서 늘 차로 마시고 있었다. 함께 일하던 동료 아주머니들께 차를 나누어 줬더니 변비가 있던 사람은 변비가 없어졌고, 하나같이 소변이 시원해졌다고 야단이었다.

소문이 퍼져서 서원대학교에서 연락이 왔다. 건강기능식품으로 본격 개발을 해보자는 제의였다. 내가 단식 프로그램에 쓰는 '니시차'는 그렇게 처음 시제품이 만들어졌다.

인생에 정말 중요한 일들은 언제나 우연히 일어난다. 이 무렵 어느 땐가 아주 우연히 된장국을 마시는 단식을 하게 됐다. 된장찜질을 하기 싫어서 아예 된장을 마셔 버렸다.

된장찜질은 체내 독소 배출법으로 아주 효과가 뛰어나다. 배꼽 부위에 최소 4시간 정도 된장을 붙이고 누워 있는 요법인데, 원리는 된장이 피부를 통해서 배에 들어 차 있는 독소를 빼내는 것이다. 바쁜 나는 그렇게 많은 시간을 누워 있을 수가 없었다. 그래서 아예 된장을 마셔 보았다. 된장이 해독효과가 있다면 몸 밖에서 하든 몸 안에서 하든 마찬가지가 아니겠냐는 생각이었다.

내가 옳았다. 된장국을 마시니 몸이 아주 편안했다. 몸이 따뜻해졌다. 된장국이 먼저 내 단식 프로그램으로 들어왔다. 다음으로 효소 대신 신우신염 치료를 위해 마시던 차, 니시차를 마셨다. 이렇게 해서 나는 마그밀이 하는 역할을 훨씬 더 잘해 내는 생효소를 찾아냈다.

나는 앞서 얘기한 것처럼 어릴 때부터 시들시들했다. 남들처럼, 그러니까 남들만큼 건강한 적이 없었다. 변비, 우울증, 불면증, 편두통, 치질, 탈모, 이명, 신우신염, 만성피로 등을 겪으며 힘겹게 살아왔다.

그런데 십 년 넘게 단식을 하면서 모두 다 나았다. 그리고 지금은 멀쩡하다. 완전히 다 나았다! 오히려 지금은 하루 두세 시간만 자도 아무 문제가 없다. 몸이 조금 힘들거나 안 좋다 싶을 때는 하루쯤 굶어 주면 몸 상태가 바로 돌아온다.

이렇게 시들시들하던 내가 건강해지는 동안, 나의 단식 프로그램은 만들어졌다. 내 단식 프로그램은 내 몸으로 만든 것이다. 단순히 책을 보고 따라하거나 남이 하는 걸 보고 흉내낸 게 아니다. 내가 수없이 반복해서 해보면서 문제점을 해결하고, 좋은 점을 덧붙이면서 프로그램을 완성했다.

단식 프로그램을 만들려고 단식을 한 것은 아니었는데, 포기하지 않고 깊이 연구하고 직접 내 몸에 실험하면서 단식을 반복해서 하다 보니 어느 날 세상 어디에도 없는 새로운 단식 프로그램이 완성되었다. 이렇게 오혜숙 생활건강법은 바로 나, 오혜숙이 새로 만들어 낸 단식 프로그램에 기반하고 있다.

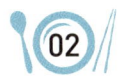

'증상 즉 요법'은
자연건강법의 핵심 원리

'증상 즉 요법'은 우리 몸에 나타나는 이상증상은, 몸이 스스로를 치유하는 치료법이라는 말이다.

증상 즉 요법이라는 말의 실천적 함의는 몸에 나타나는 이상증상을 병으로 간주하지 말고 지켜보거나 도와야 한다는 것이다.

예를 들어 설사를 하는 것은 우리 몸에 나타나는 이상증상인데, 이는 우리 몸이 몸 안에 들어온 독성물질을 재빨리 밖으로 내보내기 위해서 행하는 치료법이다. 따라서 설사할 때는 지사제 따위를 쓰는 대신 오히려 설사를 잘 하도록 도와야 한다. 증상 즉 요법은 자연의학의 창시자라 할 수 있는 니시 가츠조 선생의 독보적이고 독창적인 주장이다. 니시 선생을 빼놓고서는 자연건강법을 결코 말할 수 없다. 나

역시 마찬가지다. 그러니 여기서 니시 선생의 핵심적인 관점을 아주 간단히라도 정리하고 가자.

비단 인간뿐 아니라 생명이 있는 것은 스스로 병을 고치는 힘을 가지고 있는데, 이것을 자연치유력이라고 한다. 먼저 이 자연치유력을 감안하고, 몸의 각 부위는 완전히 독립된 것이 아니라 전체가 하나라는 전제 하에 인간의 병을 생각해야 한다.

예를 들어 감기에 걸리면 오한이 난다. 이것은 오한에 의해서 정맥 안에 들어와 있는 세균을 떨어 내는 작용이고, 그 뒤의 발열은 체액을 산성에서 알칼리성으로 바꾸어 세균을 박멸하기 위한 작용이다. 즉 감기의 오한과 발열은 자연치유력의 현상이며, 따라서 해열제를 먹는 것은 좋지 않다.

니시 건강법에서는 오히려 이런 증상을 요법, 즉 치료법이라고 생각하고 증상을 막는 일을 하지 않는다. 하지만 인간은 자연치유력이 야생동물에 비해서 약화되어 있으므로 '증상 즉 요법'에는 한계가 있다.

모든 생명체는 자연치유력을 가지고 있다. 뜨거운 것을 손에 쥐면 "앗, 뜨거!" 하고 바로 놓아 버리듯 몸속에 이상이 생기면 우리 몸은 즉각 반응한다. 그래야만 생명을 유지하고 종족을 유지할 수 있다. 우리 몸의 근원적인 생명력, 니시 선생이 말하는 자연치유력, 현대의학이 말하는 면역력은 모두 비슷한 말로 단식은 이 힘을 극대화하는 작업이다.

오혜숙 건강법의 기본 얼개 :
단식으로 비우고, 소식으로 채운다

　자유롭게 뛰놀던 새끼 강아지를 데려다가 목줄을 하고 묶어 놓으면 사흘 동안 밤낮으로 쉬지 않고 처절하게 운다. 그렇게 울었는데도 아무 반응이 없으면 비로소 울음을 그치고 현실을 받아들인다. 그런데 중간에 불쌍하다고 풀어놓았다가 묶으면, 그때부터 다시 사흘을 더 운다.

　우리 몸도 비슷하다. 음식을 넣어 주지 않으면 사흘 동안 밤낮으로 쉬지 않고 처절하게 운다. 배고프다고 빨리 먹을 것을 넣어 달라고 엄청난 저항을 한다. 특히 뇌는 마치 곧 죽을 것처럼 엄살을 떨면서 공포와 두려움을 일으키기도 한다.

　그러다가 딱 사흘, 72시간이 지나면 포기하고 적응한다. 포기하지 않고, 음식이 더 이상 들어오지 않는 현실에 적응하지 않으면서 음식을 내놓으라고 저항하느라 쓸데없이 계속해서 에너지를 소모하면, 생존확률이 더 떨어진다는 걸 몸이 알고 있기 때문이다. 아이들이 떼를 아무리 써도 엄마가 흥분하거나 흔들리지 않고 아주 냉정하고, 침착하고, 단호하게 절대 들어주지 않겠다는 사인을 보내면 아이들이 즉시 포기하는 거랑 비슷하다. 엄마 마음이 조금이라도 흔들리면 아이는 떼쓰기를 멈추지 않는다. 단호해야 한다. 그래서 단식이다. 끊을 단斷! 칼로 자르듯이.

음식이 들어올 가능성이 전혀 없음을 알아챈 우리 몸은 즉각 비상체제로 전환한다. 떼를 쓰고 저항하는 동안에는 아무것도 모르고 고급 연료인 단백질을 에너지로 사용했지만, 이제부터는 그럴 수가 없다. 몸속에 있는 가장 쓸데없는 것들부터 긁어모아서 태우기 시작한다.

제대로 걸러지지 않고 핏속에 떠다니던 노폐물이 최우선 순위가 된다. 몸 구석구석 쌓여 있던 잉여 양분들이 다 쓰인다. 그리고도 부족하면 정말 어쩔 수 없이, 만일의 사태에 대비해서 쌓아 놓은 지방을 가져다가 에너지로 사용한다. 살아남기 위해 몸이 깨어나는 것이다.

그러면 소화기관은 난생 처음 휴식을 취한다. 입을 통해 들어오는 외부 물질을 분쇄하고 흡수하고 운반하고 혹은 음식에 딸려 들어온 해로운 생명체를 경계하고 관찰하고 섬멸하던 작업이 다 멈춘다. 그리고 깊은 휴식에 들어간다. 팽창과 수축을 반복하면서 고무줄이 늘어나 헐거워지듯이 축 늘어나 있던 위는 쪼그라들면서 원상태로 돌아와 탄력을 되찾는다. 소장, 대장과 간도 모처럼 푹 쉬게 된다. 태어나서 처음 휴식을 맞이하는 것이다.

그로 인해 긴장과 이완이 동시에 일어난다. 깨어난 몸이 모든 에너지를 생명에 집중한다. 몸 구석구석에서 진단과 치유가 동시에 진행된다. 몸이 안 좋던 사람은 격렬한 명현현상*을 겪는다.

단식을 하면서 니시 건강 6대 법칙을 실행한다. 경침을 베고, 딱딱한 바닥에서 곧고 바르게 누워 잔다. 붕어운동, 모관운동, 합장합척운동, 등배운동 등 네 가지 운동을 아침저녁으로 한다. 약 20분 정도 소요된다. 덧붙여서 발목펌프 1,000회를 한다. 25분이면 된다.

단식을 통해 우리 몸은 초기 상태로 돌아간다. 새로 태어난 몸이다. 새로운 습관을 붙이기에 좋다.

단식이 끝나면 매일 아침, 단식하는 동안 해온 운동을 꾸준히 계속해서 해 나가고, 소식을 통해 건강한 몸을 유지해 간다. 오전 불식, 아침은 먹지 않는다. 우리 몸에 각인돼 있는 생체 시계에 따르면, 아침은 비우는 시간이지 채우는 시간이 아니다. 밤에 불을 켜 놓으면 곡식이 여물지 않는 것처럼, 낮에 아무리 자도 잔 것 같지 않은 것처럼, 아침을 먹어봐야 득보다 실이 많다. 아침은 채우는 시간이 아니고 비우는 시간이기 때문이다.

환자가 치유과정에서 일시적으로 증세가 심해지거나 다른 증세가 유발되었다가 호전되는 현상을 일컫는 한의학 용어. 명현현상은 병이 호전되는 과정에서 겪는 현상이므로 잘못된 약의 처방 등으로 나타나는 부작용과는 다르다. 명현이란 한약 등을 복용한 환자가 치유되는 과정에서 예기치 않게 일시적인 증상 악화를 겪거나 다른 증세를 보인 뒤 나아지는 것을 뜻한다. 이러한 호전반응은 비정상적인 인체의 부분들이 정상적인 상태로 회복되면서 나타나는 현상이다.

단식과 운동과 소식을 통해 몸속에 늘러붙어 있던 똥찌꺼기가 빠지고, 몸속에 박혀 있던 온갖 독소가 배출된다. 그러면 피가 깨끗해진다. 체온이 올라가고 몸의 간이 맞춰진다. 면역력이 강해진다. 뼈가 달궈져서 깨끗한 피를 만들어 내고, 몸의 좌우 균형이 바르게 잡히면서 자연 생명력이 극대화되어 피곤을 모르는 건강체가 완성된다.

우리 앞에 놓인 두 개의 길

　예나 지금이나 한세상 살아가면서, 사랑하는 사람들과 밥상에 둘러앉아 맛있는 음식을 나누어 먹는 즐거움보다 더 큰 즐거움이 또 있을까? 그래서 그런지 요즘은 먹방이 대세다. 맛있는 음식, 아름다운 요리가 최고의 가치인 양 여겨진다. 물론 실컷 먹고도 살찌지 않는다면 천국이 따로 없을 것이다.

　그런데 어쩌랴. 많이 먹으면 살이 찌고, 고장이 나게 되어 있다. 20만 년 전부터 우리 조상들이 우리처럼 먹었다면 좋았을 것을! 우리 몸은 안타깝게도 굶주림에 익숙하게 진화해 왔다.

　우리 앞에는 딱 두 개의 길이 있다. 실컷 먹고 아프든지, 덜 먹고 건강하든지. 다른 선택지는 없다. 둘 중 하나를 선택해야 한다.

우리 부모세대는 60년을 사셨다. 환갑까지 살면 큰 잔치를 열어 축하했다. 간혹 오래 사는 분이 드물게 있을 뿐이었다. 그래서 부모님으로부터 배운, 사는 방식은 최장 60년을 살기에 적합한 것이었다고 봐야 한다. 우리는 이제 최소한 80년은 살 생각을 하고 살아야 한다. 20년이 늘어났다. 20년은 짧은 시간이 아니다.

그러니 새로 배워야 한다. 새로 몸에 익혀야 한다. 옛것을 버리고 새 걸로 바꾸는 작업을 해야 한다. 그것도 지금 당장!

많은 사람들이 이렇게 갑자기 길어진 노년을 전혀 준비하지 못한 채로 맞아서 건강을 잃고 고통스럽게 사는 모습을 본다. 돈이 아무리 많은들 무엇하고 권세가 아무리 높은들 무엇한단 말인가? 건강을 잃으면 모든 것을 잃는다. 따라서 어떻게 하면 끝까지 건강하게 살다 갈 수 있는지 방법을 찾고 실행해야 한다. 그것도 지금 당장! 내 몸과 마음을 돌보는 방법을 새로 익혀서 몸에 붙여야 한다.

여기 두 개의 길이 있다. 실컷 배불리 먹고, 하루 세 번 꼬박꼬박 한 뭉텅이나 되는 약을 삼키고 병원을 오가면서, 아프고 병든 채로 불안에 떨면서 살아가는 길이 하나 있다. 그리고 제대로 된 건강법을 몸에 익혀서 죽기 전까지 내 발로, 내 힘으로 걷고 뛰면서 건강하고 행복하게 살아가는 길이 하나 있다. 선택은 당신의 몫이다. 사람은 누구나 자기 선택에 책임을 져야 한다.

생활단식,
쉽고 편하고 강력하다

   단식이 아무리 좋다 한들 어렵고 힘들고 특정한 사람만 할 수 있다면 그림의 떡이다. 오히려 없느니만 못하다. 나는 할 수 없는데 누군가는 할 수 있다면, 내 마음이 오히려 더 불편하지 않을까?

   설령 누구나 할 수 있다고 하더라도, 먹고사는 문제를 저버리고 산 속이나 수련원에 들어가야만 단식을 할 수 있다면 그것도 문제다. 단식을 시작해서 완전하게 마칠 때까지 최소 두 달이 걸리는데, 지금 일을 뒤로 하고 깊은 산이나 수련원에 들어가서 단식을 수행할 수 있는 사람이 과연 얼마나 될까?

   이처럼 '특별한 결심'을 하고 '특별한 시간'을 내야 한다면 단식은 어려울 수밖에 없다. 내가 그랬던 것처럼, 단식을 하고 싶어도 여건이 안 되어 못하는 사람들을 보면서 나는 '일상 속에서 실천할 수 있는 단식법은 없을까?를 고민했다. 이런 고민은 결국 생활단식 프로그램으로 결실을 맺었다.

　사람들이 '오혜숙 생활단식'이라 이름 붙여준 내 단식 프로그램은 누구나, 지금 생활하는 바로 그 자리에서 할 수 있는 단식 프로그램이다. 가정주부는 물론이고, 직장인이나 사업가나 농부나 의사나 누구든 10일, 14일, 21일, 심지어 30일, 척척 단식을 해내고 있다. 아무 문제없다. 어떤 농사짓는 분은 할 일이 태산같이 많은 농사철에도 60일이 걸리는, 21일 본단식 프로그램을 거뜬하게 해냈다. 더불어 내 생활단식법은 그 어떤 단식법보다 효과가 뛰어나다. 잃어버린 건강을 회복시킨다. 건강한 사람은 계속해서 몸을 효율적으로 관리할 수 있다.

오혜숙 생활단식은 쉽고, 편하고, 강력하다!

　단식은 절대로 거짓말하지 않는다. 수많은 사람들이 생활단식 프로그램을 실천해서 살을 충분히 빼고, 건강을 회복하고, 건강한 생활을 유지해 나가는 것을 보아 왔다. 그때마다 프로그램 개발자로서 자부심과 긍지를 느낀다. 생활단식이 만들어지면서 단식이라는 강력한 건강 도구 하나가 우리 생활 속으로 깊숙이 들어왔다. 좋은 도구니까 널리 쓰이면 좋겠다.

생활 혁명 :
비움의 문화, 새로운 물결

불과 4, 5년 전만 해도 사람들은 실내에서 거리낌 없이 담배를 피웠다. 이제 사람들은 길거리에서도 담배를 피우지 않는다. 거창하게 들릴지 모르겠지만, 나는 이것이 최근에 일어난 가장 큰 혁명이라고 생각한다. 그것도 생활혁명! 이렇게 빨리, 이렇게 급격하게 흡연문화가 바뀌리라고는 아무도 생각지 못했다.

나는 식생활문화도 곧 이렇게 바뀔 것이라고 생각한다. 음식을 남길 수밖에 없도록 지나치게 많이 내놓는 음식점, 차려 놓은 음식을 깨끗이 다 먹지 않고 남기는 손님. 이런 사람들이 미개인처럼 취급되는 때가 곧 올 것이다.

깨끗한 공기 속에서 맑은 물을 마시고 정갈한 음식을 먹을 수 있다면, 우리는 훨씬 더 건강하고 풍요로운 삶을 살아갈 수가 있다. 이 커다란 세상에서 자연과 환경을 위해 내가 할 수 있는 건 아주 작지만 가치 있는 일이다.

우리는 작은 먹을거리 하나라도 환경을 생각하면서 먹고 마실 필요가 있다. 그리고 기왕이면 가까운 곳에서 생산된 자연물을, 기왕이면 유기농법으로 재배한 농산물을, 기왕이면 직접 요리해서, 고마운 마음으로 가치 있게 귀하게 알뜰하게 먹는 생활습관을 가져야 한다.

너무 허기져서 허둥지둥 하나라도 더 채우느라 정신없이 달려온 시대는 이제 끝났다. 품위 있는 비움의 시대가 곧 열릴 것이다.

단식은 인간의 품위를 지키는 데 일조를 하고, 비움의 시대를 여는 데 앞장을 서는 생활운동이다. 그 길이 더 널리 열리고, 많은 사람들이 동참하길 고대한다.

단식, 칼을 대지 않는 전신수술

　단식은 아주 강력한 치료법이다. 병들어 아픈 몸을 낫게 하는 분명한 치료법이다. 만성피로, 비만, 소화 장애, 변비, 설사, 치질, 우울증, 불면증, 당뇨, 고혈압, 고지혈증, 편두통, 알레르기질환, 류머티즘, 피부질환, 요통, 견비통, 심근경색, 협심증, 암 등 현대의학으로 잘 치료되지 않는 각종 질병으로 고통스러워하던 분들이 혹시나 하는 기대를 가지고 단식을 시작한다.

　그리고 단식을 통해서 기적처럼 병을 고치고, 지긋지긋한 통증에서 벗어난다. 마치 새로 태어난 것 같은 기쁨을 만끽한다. "단식은 칼을 대지 않는 전신수술이다."라는 말은 그래서 나왔다.

　어째서 밥을 굶으면 병이 낫고 몸이 좋아지는 걸까? 아직 누구도 그 이유를 딱부러지게 설명하지는 못했다. 이런저런 주장들이 있을 뿐이다. 단식이라는 게 어느 날 누군가가 이런저런 원리에 따라 창시한 게 아니라서 그렇다.

　아주 오래 전부터 사람들은 단식을 해 왔다. 인류의 위대한 성인들,

부처님이나 예수님은 단식을 통해 몸과 마음을 가다듬으셨다. 현대인 중에 단식으로 가장 유명한 사람은 마하트마, 즉 위대한 영혼이라고까지 불렸던 인도 사람 간디다. 간디는 두려운 일이나 고통스런 상황을 만날 때마다 단식을 했다. 간디의 단식은 인도 민중들의 마음을 움직였고, 역사를 바꿔 놓을 정도였다. 단식은 이론이 먼저 있고 실천이 있었던 게 아니라, 실천이 먼저 있었다.

말과 문법을 예로 들어서 생각하면 쉽게 이해가 가능하다. 문법은 사람들이 말을 하는 걸 보고 규칙을 찾아내서 만든다. 말이 먼저 있는 것이지 문법이 먼저 있는 게 아니다. 만약에 문법을 다 익혀야 말을 할 수 있는 구조라면 말 못하는 사람이 90% 이상은 되지 않을까?

그런 것처럼 단식도 어쨌거나 단식이라는 행위가 먼저 있었던 것이다. 그 효과가 엄청나니까 대체 왜 이런 효과가 나는지 한 번 연구해 보고, 생각해 보자는 것이다. 단식은 어디까지나 실천이지 이론이 아니다.

나는 늘 생각해 본다. 내 단식 프로그램이 병을 낫는 힘은 어디에서 오는 것일까? 뭉뚱그려서 말하자면 한 가지 원리다. 생명력이 복원이다. 몸의 초기화, 혹은 리셋이라고 할 수 있다. 그것을 잘게 쪼개서 이해할 수 있도록 나누어서 생각해 보면 여섯 가지 정도로 구분해서 말할 수 있다.

단식을 통해 병이 낫고 건강해지는 원리를 여섯 가지로 정리해 보면 다음과 같다. 첫째, 내 몸의 온도를 올린다. 둘째, 내 몸의 간을 맞춘다. 셋째, 내 몸의 똥찌꺼기를 빼낸다. 넷째, 내 몸의 좌우 균형을 맞춘다. 다섯째, 내 몸의 독을 없앤다. 여섯째, 내 몸의 뼈를 달군다. 다음 장에서 차례차례 설명해 보겠다.

CHAPTER 2

병이 낫고
건강해지는 원리

01 내 몸의 온도를 올린다
02 내 몸의 간을 맞춘다
03 내 몸의 똥찌꺼기를 빼낸다
04 내 척추의 좌우 균형을 맞춘다
05 내 몸의 독을 없앤다
06 내 몸의 뼈를 달군다

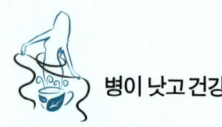 병이 낫고 건강해지는 원리

내 몸의 온도를 올린다

체온, 즉 몸의 온도는 몸이 건강한가 아닌가를 가늠하는 시금석이 된다. 병원에 입원하면 하루에 몇 번씩 체온을 재고 기록하는 것을 볼 수 있다. 체온이 그만큼 중요하기 때문이다.

보통 우리 몸의 온도가 36.5도 이상 37도 정도를 유지하면 아주 건강한 상태다. 몸이 뜨끈뜨끈해야 튼튼하고 생명력이 넘치고 피곤을 모르는 건강체다.

반면, 체온이 36도 이하로 내려가면 저체온이다. 저체온은 위험한 상태라고 할 수 있다. 이미 몸 여기저기에 이상증상이 나타나기 시작했고, 아직 질병으로 발전하지는 않았더라도 몸에 병이 들어오기 직전의 상태라고 볼 수 있다. 각종 질병에 노출돼 있는 거나 다름이 없다.

그런데 요즘 사람들은 저체온이 많다. 그만큼 다들 몸에 병이 들어올 확률이 높은 상태로 살아가고 있다고 봐야 한다. 그러면 이쯤에서 체온이 유지되는 구체적인 작동 원리를 한 번 살펴보자.

•세포 : 몸의 기본 구성 단위

우리 몸을 이루는 가장 작은 단위는 세포다. 우리 몸은 약 75조 개의 세포로 구성돼 있다. 살아 있는 75조 개의 생명체가 한데 어울려서 우리 몸을 이루고 있는 것이다.

세포는 하루에 수백만 개가 죽고, 또 그만큼 새로 태어나면서 순환한다. 세포의 종류는 200여 종이나 돼서 각 종류마다 맡은 임무가 서로 다 다르다. 각각의 세포들은 모여서 조직을 이루고, 조직이 모여 기관장기을 구성한다. 이를테면 간이나 심장이나 뇌 같은 것들이 그것이다.

•세포 속의 열 발전소 : 미토콘드리아

세포는 살아 있는 하나의 독립된 생명체이기 때문에, 스스로 먹고 싸고 동화하는 대사작용을 한다. 대사작용을 하는 데에는 에너지가 필요하다. 필요한 에너지는 세포 안에 있는 미토콘드리아가 생산한다.

여기서 중요한 것이, 미토콘드리아 내부에 있는 효소가 산소 및 포도당과 반응해서 ATP 및 이산화탄소와 물을 생산한다는 것이다. ATP는 세포가 사용하는 연료다. '아데노신삼인산'을 줄여서 ATP라고 부르는데, 이게 연료봉이다. 이 ATP가 화학작용을 하면서 에너지를 방출한다. 그로 인해 열이 난다.

◆ 우리 몸의 열 발전소 : 간과 근육

우리 몸을 구성하는 각각의 세포는 저마다 발열장치를 가지고 있다. 앞서 얘기한 것처럼, 바로 미토콘드리아가 그 역할을 한다. 그러니 우리 몸이 일정한 온도를 유지할 수 있는 가장 기본이 되는 장치가 바로 세포 속에 있는 미토콘드리아라고 할 수 있다.

재미있는 것은 미토콘드리아의 숫자가 세포마다 다르다는 점이다. 에너지가 많이 필요한 세포에는 미토콘드리아 숫자가 엄청나게 많고, 에너지가 별로 필요 없는 세포에는 미토콘드리아 숫자가 적다.

우리 몸에서 미토콘드리아가 집중돼 있는 곳은 근육세포다. 근육을 써서 몸을 움직이면 따뜻해지고 가만히 있으면 차가워진다. 근육을 격렬하게 운동시키면 땀이 비 오듯 쏟아진다. 따라서 자는 동안은 몸에서 열이 나지 않기 때문에 따뜻하게 덮어 줘야 한다. 여성에 비해 남성이 추위를 덜 타는 이유도 남성들의 근육이 여성에 비해 더 발달

돼 있기 때문이다.

또 하나 우리 몸에서 대사작용의 중심이라 할 수 있는 간에서는 500여 가지의 화학작용이 일어난다. 간은 이러한 화학작용을 하면서 엄청난 열을 뿜어낸다. 화학 공장을 생각하면 된다.

간과 근육. 우리 몸에서 보면 바로 간과 근육이 우리 몸의 발전소라고 할 수 있다.

•온몸 구석구석 열 배달부 : 피

근육과 간에서 발생한 열은 피를 따뜻하게 데운다. 따뜻한 피가 온몸을 돌면서 세포들에 열을 나누어 준다. 성인의 몸속에는 피가 대략 5리터쯤 들어 있다고 하는데, 누구나 잘 알고 있는 것처럼 피는 세포들에게 양분과 산소를 공급하고 노폐물을 거둬들인다.

이 과정에서 열도 전달해 준다. 가만히 있는 성인의 몸에서 심장이 5리터쯤 되는 피를 온몸에 한번 순환시키는 데 걸리는 시간은 단 1분이다. 뜨거운 피가 팽팽 돌아서 온몸을 따뜻하게 한다.

•체온과 면역력의 관계

최근 밝혀진 바에 따르면, 체온이 1도만 떨어져도 면역력이 30퍼센

트나 약해지고, 또 체온을 1도만 올려도 면역력이 5~6배 강해진다고 한다. 감기가 들었을 때, 열이 나서 몸이 뜨거워지는 것은 몸에 들어온 바이러스에 대항해 싸우기 위해 몸이 총력을 기울여서 체온을 올리기 때문이다. 전쟁에 비유하자면, 몸이 침입자에게 화공火攻을 가하고 있다고 봐야 한다.

올라간 체온은 우리 몸의 면역을 담당하는 백혈구에게는 최적의 활동조건이 되는 반면 바이러스가 활동하기에는 아주 거북한 조건이 된다. 높은 체온 조건을 만들어 놓고 백혈구가 총출동해서 바이러스를 완전 박멸하는 것이다.

이때는 식욕까지 떨어뜨려서 소화기관으로 피가 몰려가지 않아도 되도록, 즉 모든 병력을 적과 싸우는 데 동원할 수 있도록 특별 조치를 동시에 취한다. 그래서 감기나 몸살을 앓는 동안에는 입맛이 없어서 아무것도 못 먹다가 바이러스를 다 퇴치하고 나면 입맛이 돌아와서 먹게 된다.

그러나 사람들은 거꾸로 생각한다. 먹어야 낫는다고 생각한다. 사실을 그렇지 않다. 나아야 비로소 먹게 된다.

•체온을 높이는 방법 : 근육, 피, 핏줄

체온이 높으면 일단 병에 안 걸리고 건강하고 활기차게 살 수 있다. 반면 저체온이 되면 암을 비롯한 각종 질병에 걸리기 쉽다. 따라서 지금 어디가 아프거나 몸이 안 좋다면 체온을 올리는 데 집중할 필요가 있다. 하물며 체온을 높이는 것만으로도 암을 치료할 수 있다는 주장을 펴는 의사도 있다. 체온은 이렇게 중요하다.

그렇다면 체온을 올리려면 어떻게 해야 할까?

첫째로 무엇보다 근육이 충실해지면 체온이 올라간다. 최대 열 생산기관으로 우리 몸의 발전소라고 할 수 있는 근육을 확충하는 것이다. 근육을 울퉁불퉁하게 키우는 방법도 있고, 근육을 더욱 치밀하게 해서 근량을 늘리는 방법도 있다. 근육을 발전시키려면 꾸준히 운동을 해야 한다. 시간도 많이 걸리고 더디지만 건강하기 위해서는 꼭 해야 하는 일이다.

체온을 올리기 위해서 할 수 있는 또 하나의 방법은 피를 깨끗하게 정화하는 것이다. 피가 깨끗해야 몸이 따뜻하다. 피가 깨끗해야 온몸 구석구석 빠짐없이 갈 수 있다. 세포 하나가 겨우 통과할 수 있을 정도로 가는 모세혈관을 지나가기 위해서라도 피는 깨끗해야 한다.

피가 깨끗해야 미끄러지듯이 날렵하게 달려간다. 빨리 달려야 조금이라도 더 따뜻한 열기를 전달할 수 있다. 더럽고 탁하고 끈적끈적한 피는 모세혈관망을 통과하기도 어렵고, 속도도 더디다. 어디 그뿐인가. 발전소에서 생산한 열을 전달하는 데 효율도 떨어진다.

마지막으로 세 번째 방법은 혈관을 깨끗하게 정화하는 것이다. 혈관은 열이 지나는 통로다. 통로가 덜컹거리고 먼지 나는 더딘 길이냐 아니면 아주 매끈하게 잘 닦인 고속도로냐에 따라서 피가 달리는 속도가 달라진다.

단식을 하면 피를 정화하고 혈관을 대청소하게 된다. 그래서 종합적으로 살펴봤을 때, 체온을 올리는 가장 효율적이고 가장 빠른 방법은 단식이다. 피를 정화하고 혈관을 청소하는 데 단식보다 효과적인 방법은 없기 때문이다.

그런데 여기서 한 가지 문제가 있다. 단식으로 인해 근육이 손실될 수 있다는 것이다. 사실 생수와 소금만 먹는 생수단식을 할 경우에는 근육 손실이 많다. 또한 생수단식을 하는 동안에는 체온이 심하게 떨어지게 마련이다. 손발이 차가워지고 무력감이 심할 수밖에 없다. 특히 막무가내로 굶는 다이어트는 더욱 위험한데, 빠지라는 지방은 빠지지 않고 근육만 손실하는 경우가 많다.

나는 단식을 하면서 생길 수 있는 근육 손실의 문제를 두 가지 방법으로 해결할 수 있다고 보았다. 첫 번째는 하루 세 번 된장차를 마시는 것이다. 두 번째는 니시식 운동법을 병행하는 것이다. 물론 내 생활 단식 프로그램에 따라 단식을 해도 약간의 근육 손실은 발생한다. 하지만 그 어떤 방법보다도 근육 손실이 적다.

정리해 보자면, 단식을 하면 병이 낫고 건강해지는 첫 번째 원리는 체온이 올라가기 때문이다. 단식을 하면 체온이 올라가는 이유는 피가 깨끗해지고 핏줄이 깨끗해지기 때문이다. 체온이 올라가면 에너지가 넘치고, 면역력이 엄청나게 강해지면서 각종 질병을 제압해 버린다.

내 몸의 간을 맞춘다

굶어서 살을 뺄 때 제일 큰 문제가 되는 건 피부다. 살이 빠지는 건 좋지만, 탱탱하던 피부가 쪼글쪼글해지면 탄력을 잃고 보기 흉하게 되고 만다. 굶어서 억지로 살을 빼긴 했지만, 그렇게 해서 더 건강해지고 탄탄해지고 생동감이 넘치는 대신 피부가 쭈글쭈글해져 버리는 경우가 많다. 그 이유는 뭘까? 왜 그럴까? 몸의 수분이 쭉 빠져 버려서 그렇다.

염분 섭취량을 줄이면 체액의 나트륨 농도가 낮아진다. 싱거워진다는 말이다. 소금물을 생각해 보면 된다. 소금물은 간이 맞아야 하는데, 소금 양이 줄어들어 버리면 싱거워질 수밖에 없다. 간을 맞추려면 물도 줄여야 한다.

몸에서도 이런 일이 벌어진다. 나트륨 농도가 낮아지면 몸이 물을 몸 밖으로 내보내서 간을 맞춘다. 몸에서 수분이 빠져 나간다. 수분이 빠져나간 만큼 몸무게는 줄어든다. 그러면 마치 다이어트가 성공한 것처럼 보이지만, 이건 다이어트가 아니다. 몸에서 물만 빠져나간 것이다. 몸에 쌓여 있는 체지방이 빠져야 하는데, 지방은 그대로 있고 외려 몸의 수분만 꼭 짜냈기 때문에 피부가 쪼글쪼글해져 버린 것이다. 염분을 섭취하지 않는 다이어트는 그래서 가짜다.

그렇다면 쪼글쪼글해지지 않게 하려면 어떻게 해야 할까?

어떤 다이어트를 하더라도 소금을 먹으면서 해야 한다. 소금을 먹어야 피부가 쪼글해지는 걸 막을 수 있고, 살이 빠지더라도 피부는 외려 더 탱탱해질 수 있다. 소금을 그냥 먹는 것도 물론 좋지만, 전통 건강식품인 된장을 먹으면서 염분을 섭취하는 방법이 가장 좋다.

이상하게 들릴지 모르지만, 내가 간을 맞춰야 건강하다는 생각을 처음 한 건 유럽을 여행하면서였다. 프랑스에서 스위스로 넘어 들어가는 고산지대에서 음식을 먹는데 너무 짰다. 그래서 음식이 왜 이렇게 짜냐고 불평을 했더니, 가이드가 하는 말이 가관이었다. 음식을 짜게 먹는 덕분에 이 지역에는 고혈압 걸린 사람이 아무도 없다는 것이었다.

대체 이게 무슨 소린가? 우리나라는 고혈압 때문에 의료비 과다 지출로 나라가 망하게 생겼다고 호들갑을 떠는데, 음식을 짜게 먹어서 고혈압이 없다는 얘기를 어떻게 받아들여야 하는 것일까? 나는 그때 직관적으로 장국 단식을 하면 고혈압이 깨끗이 치료될 것이란 확신이 생겼다.

•소금은 염화나트륨이 아니다

순수한 소금 혹은 정제염은 염소와 나트륨이 결합한 화합물이다. 이를 염화나트륨Nacl이라고 한다. 소금은 바닷물을 전기분해해서 아주 작은 미세한 막을 투과시켜서 얻는 순도 높은 염화나트륨의 결정체다. 맛소금은 정제염에 말도 많고 탈도 많은 글루타민산나트륨MSG을 첨가해서 감칠맛이 나게 만든 소금이다.

같은 소금이라도 천일염은 얘기가 다르다. 정제염하고는 구성성분이 다르다. 바닷물을 가둬서 증발시켜 얻는 우리나라 천일염은 염화나트륨의 비율이 80~85% 정도다. 나머지는 칼륨, 칼슘, 마그네슘, 철, 구리, 망간, 아연, 규소, 황 등 수십 종의 미네랄을 포함하고 있다. 미네랄은 칼슘, 인, 철, 황, 마그네슘 따위의 무기질 영양소다.

현대 영양학은 우리 몸에 필요한 영양소를 크게 다섯 가지로 분류하고 있다. 이것이 소위 5대 영양소인데, 누구나 잘 알고 있는 것처럼 탄수화물, 지방, 단백질, 비타민, 미네랄이다.

이 중 미네랄을 제외한 나머지 네 가지 영양소는 모두 유기물이다. 유기물은 탄소를 뼈대로 해서 수소, 산소, 질소가 결합한 화합물이다. 생명이 깃들었던 물질이라고 생각하면 편하다. 즉 모든 동물과 식물의 조직은 유기물이다. 나뭇잎이나 톱밥, 볏짚, 마른 풀, 곤충의 사체, 동물의 뼈나 혈액 등이 모두 유기물이다.

무기물은 광물이다. 금속이나 암석, 토양 등을 구성하는 물질이다. 미네랄은 특히 여러 가지 광물 중에서 우리 몸에 들어 있고, 유익한 역할을 하는 것들을 말한다. 우리 몸에 들어 있는 미네랄은 총 16가지다.

이 중 비교적 양이 많은 다량 미네랄이 7가지고, 양이 적은 미량 미네랄이 9가지다. 다량 미네랄은 칼슘, 인, 나트륨, 칼륨, 마그네슘, 황, 염소 등이고, 미량 미네랄은 철, 아연, 구리, 요오드, 셀렌, 망간, 몰리브덴, 크롬, 코발트 등이다. 소금에 다량 함유돼 있는 나트륨과 염소는 우리 몸에 비교적 많은 양이 필요한 다량 미네랄이다.

미네랄이 하는 일

미네랄은 첫째로 몸의 구성성분이 된다. 예를 들면, 칼슘은 뼈와 이의 구성성분이 되고, 철은 적혈구에 있는 헤모글로빈의 구성성분이 된다. 몸이 존재하기 위해서는 미네랄이 반드시 있어야 한다.

둘째, 체액에 녹아 산도$_{pH}$를 맞추고 침투압을 조절한다. 대표적인 예가 나트륨과 칼륨이다. 세포는 나트륨 이온을 밖으로 밀어내고 칼륨 이온을 받아들이면서 산도나 삼투압을 조절한다.

셋째, 효소의 활동을 돕는다. 예컨대 크롬은 인슐린의 활동을 돕는다. 미네랄이 부족하면 문제가 생긴다. 미네랄이 넘쳐도 문제가 생긴다. 각각의 미네랄마다 결핍으로 인한 증상이 있고, 과잉으로 인한 증상

길항작용(拮抗作用, antagonism)은 한쪽이 올라가면 한쪽이 내려가는 시소처럼 하나가 많아지면 다른 하나는 줄어드는 형식으로, 두 개의 요인이 동시에 작용할 때 서로 그 효과를 상쇄하는 현상을 말한다. 길항작용을 통해 우리 몸은 항상성을 유지한다.

이 있다. 또한 하나의 미네랄이 넘치거나 부족하면 길항*하는 다른 미네랄이 부족하거나 넘치는 원인이 된다.

예를 들어 골다공증에 대한 염려로 칼슘을 일시적으로 지나치게 먹으면 마그네슘과의 균형이 깨진다. 마그네슘이 부족하면 오히려 골다공증을 악화시킬 수 있다. 또한 아연 섭취량이 급격히 많아지면 셀 려늄의 흡수를 방해해서 셀레늄 결핍을 초래하고 이로 인해 암이 발생할 수도 있다. 미네랄 섭취의 핵심은 그래서 영양소 간의 조화와 균형이다.

현대 과학은 안타깝게도 인체에 가장 알맞은 미네랄 조성 비율을 정확히 모르고 있다. 그러니 인체에 필요한 미네랄을 과학적으로 합성하지 못하고 있다. 문제는 여기에 있다.

그러나 우리는 직관적으로 인체의 체액과 가장 비슷한 미네랄 조성을 가진 자연 물질이 우리 몸에 가장 좋을 것으로 추측할 수는 있다. 그게 바닷물이다. 모든 생명의 시원이 바다이기 때문이다. 바닷물에서 물을 증발시키고 남은 건더기를 농축시킨 결정체가 소금, 천일염이다.

*소금은 죄가 없다

체내 나트륨 과잉으로 인해 고혈압이 만연한다는 주장이 일반적인 상식처럼 되어 있다. 〈식품의약품안전처〉가 앞장서서 나트륨의 해악을 역설하면서 싱겁게 먹자는 캠페인을 벌이고 있다. 그 캠페인을 그대로 옮겨보면 다음과 같다.

"식사로 섭취하는 나트륨 양이 많아지면 체내의 삼투농도가 증가하면서 세포외액량이 늘어난다. 그로 인해 갈증을 느끼게 되고, 물을 많이 섭취하게 된다. 수분의 섭취가 증가하면 혈액의 양이 많아져 혈압이 상승하게 된다. 즉, 일정한 크기의 혈관에 평소보다 많은 양의 혈액이 지나가게 되면서 혈관이 팽창하게 되고, 그 팽창하는 압력이 혈압을 높이는 것으로 나타나게 되는 것이다.

결과적으로 나트륨을 과다 섭취하면 삼투압 현상으로 혈관 내의 수분이 증가되어 혈액량이 증가하고, 이로 인해 혈압이 상승되어 고혈압을 유발시키게 된다. 혈관내의 수분과 혈류량이 많아져 혈액량이 증가하게 되면 심장의 심실에서 혈액을 대동맥으로 밀어낼 때 압력이 커져서 고혈압의 위험이 커지게 되고 심장에 무리가 생기게 된다.

심부전, 심근경색, 협심증이 생길 수 있고 관상동맥의 경우 높은 혈압 때문에 동맥류로 인한 관상동맥질환이 일어날 수 있다. 또한 뇌동맥에서 이러한 현상이 심해지게 되면 뇌졸중, 혼수상태에 이를 수 있다. 고혈압으로 신장의 모세혈관이 망가지면서 신장 기능이 쇠퇴하면서 만성신부전이 되기도 한다.

또한 고나트륨식은 고혈압과 심혈관질환뿐만 아니라 신장질환과 골다공증 등을 유발할 수 있다. 과도한 나트륨 섭취는 신장에서 나트륨 배설에 무리를 주어 신장질환을 일으킨다. 또한 사람 몸에 있는 칼슘을 배설시키고, 칼슘 배설이 많아지면 뼈에서 칼슘을 빼내어 골다공증을 유발할 수 있다. 또 위점막을 자극해 위염을 일으키고 만성적 위염이 위암으로 발전되기 쉽다."

· 출처 : 식품의약품안전처 홈페이지

이것을 보면, 고혈압과 고혈압으로 인해 파생하는 모든 문제가 다 나트륨 때문인 것으로 되어 있다. 나트륨 함량이 높은 식품은 소금이고, 그러니 고혈압의 원인은 소금이 된다.

그런데 만일 이 주장이 사실이라면 일본 의사 시바타 지로가 적절하게 지적했듯이 저혈압 환자에게 소금을 처방하면 혈압이 올라가고 나아야 한다. 그런데 어떤 의학서적에도 소금을 대량으로 장기 투여하면 저혈압이 낫는다고 쓰여 있지 않다.

우리는 이 문제를 어떻게 보아야 할까?

내가 배웠고, 또 믿고 있는 자연의학의 관점에서 설명하자면 나트륨이 혈액 속에 많아지는 건 결과지 원인이 아니다. 나트륨이 많아져서 고혈압이 된 게 아니고, 인체가 혈압을 높이기 위해서 나트륨의 보유량을 늘린 것으로 본다. 먼저 몸이 혈압을 높이지 않으면 안 될 이유가 발생한 것이다.

예를 들면 혈액 속에 지방질이 많아져서 혈액의 흐름이 좋지 않아졌다든지 혈관에 상처가 많이 생기고 딱지가 많이 앉아서 딱지 앉은 자리에 노폐물이 쌓이면서 부분적으로 혈관이 좁아져서 혈액의 흐름이 좋지 않아졌다든지 모세혈관이 많이 막히고 부패해서 피가 몸 구석구석까지 잘 가 닿지 않는다든지 하는 문제가 먼저 생긴 것이다. 나트륨은 결과적인 것이지 원인이 아닌 것이다.

이러한 문제 해결을 위해서 우리 몸은 비상상태에 돌입하고 혈압을 높인 것이다. 그리고 혈압을 높이기 위해서 나트륨 배출량을 줄이고, 보유량을 늘린 것이다. 고혈압은 이처럼 몸 구석구석까지 피를 보내기 위한 우리 몸의 조정 노력이다. 살기 위한 몸부림인 것이다.

소금, 조화와 균형이 몸을 치유한다

내 단식 프로그램은 장국 단식이다. 빈속에 된장차를 아침, 점심, 저녁 세 번씩 꼬박꼬박 아주 짭쪼롬하게 먹도록 해 놓았다. 그런데 고혈압 환자가 완치된다. 고혈압이 사라진다. 근치다. 죽는 날까지 혈압약을 먹어야 한다고 선고받았던 사람들이 완전히 건강한 상태로 되어 버린다.

더 이상 약을 먹을 필요가 없다. 이런 기적 같은 일이 일상적으로 일어난다. 나트륨량을 줄여서 고혈압이 치료되는 게 아니고, 몸속에 쌓인 독소를 빼내고 혈류를 개선해서 고혈압이 치료되면 몸의 나트륨 보유량이 정상으로 돌아온다.

소금에 다량 함유돼 있는 염소와 나트륨은 그 자체로 우리 몸에 꼭 필요한 미네랄이다. 대한민국 서해바다에서 만들어 내는 천일염은 거기에 더해서 각종 필수 미네랄을 다량 함유하고 있다. 그 미네랄의 비율이 아직 현대과학이 풀지 못한 우리 몸속 미네랄의 구성비와 가장 가깝고 구성성분이 가장 유사하다.

자연의학의 관점에서 봤을 때, 소금 섭취는 우리 몸의 조화와 균형을 회복하는 데 큰 역할을 한다. 독소를 배출시키고 세포의 생명력을 복원한다. 모든 생명체는 바다에서 탄생했기 때문일 것이다. 그래서 우리 몸도 간이 맞아야 건강하다.

내 몸의 똥찌꺼기를 빼낸다

단식을 하면 숙변이 쏟아져 나온다. 숙변이라고 하면 항문을 통해 나오는 검고 냄새가 지독하고 찐득찐득한 불쾌한 물질을 말한다. 숙변의 유무를 두고 논란이 많다.

나를 포함한 자연의학의 관점을 가진 사람들에게 숙변은 분명하게 있는 것이다. 그러나 현대의학을 하는 분들은 숙변의 존재를 인정하지 않는다. 이런 논란은 첨예하게 진행되고 있어서 인터넷 검색만으로도 손쉽게 숙변과 관련한 자료를 충분히 찾아볼 수 있다.

유명 인터넷 포탈의 백과사전에는 숙변stercoral, 宿便에 대해 다음과 같이 자세한 설명을 싣고 있다.

"숙변은 대장에서 배설을 기다리는 정상적인 대변과는 달리 대장의 주름이나 게실식도, 위 소장, 대장, 방광 등의 장기 벽 일부가 바깥으로 불거져 나와 생긴 주머니 모양의 빈 공간 – 글쓴이 주에 숨겨져 있는 끈적끈적하고 오래된 검은 숯 모양의 똥찌꺼기이다. 숙변은 주로 담즙산과 세균덩어리, 기생충, 음식 부패물 등이 결합된 노폐물로 암모니아, 인돌, 스카톨, 황화수소, 메탄 등을 만들어 배에 가스가 차게 만들고 방귀나 변으로 나올 때 냄새를 지독하게 하는 원흉이다.

숙변이 쌓이면 먼저 소화 불량이 오고, 위염, 위산과다, 위궤양 등으로 발전해 가슴앓이, 심계항진, 두통을 느끼게 된다. 혈액순환이 안 되어 손발냉증, 고혈압, 심장병 등 순환기 계통의 질병이 오고, 피에 독소가 많아져 간, 신장 질환 등을 앓게 된다. 저항력의 약화는 천식 등 기관지 질환을 가져온다. 창자의 장애물이나 자극들을 완전히 없애 버리면 천식, 후두염, 인후 카타르 등의 질병은 없어진다.

장에 숙변이 가득하면 우선 기분이 안 좋을 뿐 아니라 뇌혈관의 신경이 마비되어 정신질환이 오게 된다. 치아, 귀와 코의 이상, 안질, 월경 장애, 방광염, 전립선염, 신경통, 중풍 등 거의 모든 질병이 숙변과 관계가 있다. 숙변은 정상인의 경우에도 5~7kg, 심한 사람은 9~14kg 정도 몸에 쌓이는데, 숙변이 생기지 않게 하려면 우선 변비에 걸리지 않도록 해야 한다."

숙변과 관련해서는 더하거나 뺄 게 없을 만큼 정확하고 깔끔한 설명이다. 숙변이 왜 생길 수밖에 없는지를 보려면 소화과정에 대해서 간략하게라도 이해할 필요가 있다.

•소화가 되는 과정

우리가 먹는 음식은 최장 이틀36~48시간 동안 소화기를 여행하면서 잘게 분해되어 영양소를 내놓는다. 우리가 먹은 음식은 입-목구멍-식도-위-작은창자소장-큰창자대장-항문을 거쳐간다. 입에서 위까지 가는 데 걸리는 시간은 단 10초, 위에서 머무는 시간은 3시간 정도다.

위는 비었을 때는 쪼글쪼글하게 주름이 잡히면서 줄어들었다가 음식이 들어오면 아주 크게 확장한다. 신축성이 뛰어나다. 위는 소화액을 내고 꿈틀운동을 해서 소장으로 음식을 넘기는데, 덩어리가 없는 걸쭉한 쌀죽처럼 만들어서 보낸다. 이를 미즙이라고 부른다. 우리가 물을 마실 때 한 모금씩 꿀꺽꿀꺽 넘기는 것처럼, 위도 시간 간격을 두고 조금씩 날문조임근을 열어 적은 양의 즙을 작은창자소장 첫머리에 있는 샘창자십이지장로 흘려보낸다.

작은창자는 전체 길이가 7미터 정도나 된다. 굵기는 2.5~4센티미터 정도다. 돌돌 말아 놓은 관처럼 배에 들어 있다. 위에서 넘어온 미즙이 작은창자에 머무는 체류시간은 약 10시간 정도다. 위에서 이어지는 작은창자 첫머리 부분이 샘창자십이지장다. 샘창자는 위에서 넘어오는 미즙을 받는다. 작은창자의 중간 부분을 빈창자공장, 끝부분을 돌창자회장라 부른다. 빈창자와 돌창자에서 소화가 마무리되고 음식이 흡수된다.

위에서 샘창자로 음식이 넘어올 때 쓸개담낭에서 쓸개즙담즙을 샘창자로 보낸다. 쓸개즙은 지방 소화를 돕는다. 마찬가지로 이자_{췌장}에서는 이자액을 샘창자로 흘려보낸다. 이자액에 들어 있는 15종이 넘는 효소가 다양한 음식 분자의 분해를 촉매한다. 또 이자액은 알칼리성이어서 산성인 미즙을 중성으로 만든다.

작은창자의 대부분을 차지하는 빈창자_{공장}와 돌창자_{회장} 내막에는 융모가 가득하다. 융모는 손가락처럼 생겼고 튀어나와 있다. 융모로 인해서 작은창자와 음식이 만나는 표면적은 수천 배로 늘어난다. 융모에는 소화효소가 묻어 있어서 소화를 마무리하고, 모세혈관이 포도당과 아미노산, 지방산 등을 흡수하여 간으로 나른다.

큰창자는 작은창자로부터 더 이상 소화되지 않는 물기 많은 물질을 넘겨받는다. 하루에 약 1.5리터 정도다. 큰창자_{대장}의 굵기는 작은창자의 두 배고, 길이는 4분의 1이다. 그래서 작은장자와 큰장자의 부피 혹은 용량은 같다. 큰장자는 부위별로 막창자_{맹장}—잘록창자_{결장}—곧창자_{직장}로 구분해서 부른다.

오른쪽 아랫배에서 작은창자와 큰창자는 만난다. 굵은 관 옆구리에 구멍을 뚫고 가는 관을 끼워 넣듯이 대장과 소장은 연결되어 있다. 연결되는 부위는 막창자, 맹장이다. 잘록창자는 맹장부위에서 시작해서 위로 곧게 올라가서 갈비뼈 끝부분에서 왼쪽으로 굽어 배를 가로질러서 왼쪽 갈비뼈 끝부분까지 갔다가 곧게 아래로 내려간다.

여기서 S자 모양으로 꺾여 요추와 천골이 맞닿는 지점으로 갔다가 거기에서 곧게 아래를 향해 내려간다. 곧게 내려간 부위를 곧창자, 직장이라 부른다. 대장을 그려 놓은 그림을 보면 아랫배를 크게 한 바퀴

두르고 있는 것과 같은 형상이다.

잘록창자는 점막을 통해 물과 염을 재흡수한다. 재흡수되는 것은 주로 나트륨과 염소 이온이다. 잘록창자가 물을 재흡수해 주기 때문에 몸의 정상적인 수분함량이 유지된다. 그리고 소화되지 않은 음식은 단단한 대변으로 바뀌어 이동과 처분이 쉬워진다. 위에 음식이 들어오는 신호가 오면 잘록창자는 느리고 강한 힘으로 대변을 곧창자로 밀어낸다. 곧창자는 대변을 보관했다가 나중에 수축하면서 항문으로 밀어 보낸다.

대장이 소화되지 않은 잔반을 처리하는 데 걸리는 시간은 대략 12시간~36시간 정도다. 물기가 빠져서 말랑말랑하거나 딱딱해진 대변은 직장에 있다가 항문을 통해 몸 밖으로 나온다. 대변에는 소화되지 않은 음식물 외에도 창자 내막에서 떨어진 죽은 세포와 세균이 포함되어 있다. 이것이 무게로 따졌을 때 대변의 최대 50퍼센트를 차지한다.

•웬만하면 변비

앞에서 조금은 길게 소화 흡수 과정을 쭉 살펴본 건 이유가 있어서다. 소화과정을 보면 사람들이 누구나 웬만하면 변비인 상태라는 점이 저절로 드러난다. 음식을 먹으면 먹는 순서에 따라서 긴 관을 통과해 간다. 소화기관은 잘 살펴보면 우리 몸을 관통하는 텅 비어 있는 관이다.

장의 내부는 우리 몸속에 들어 있는 바깥이다. 장벽을 통해 외부의 것들은 우리 몸 안으로 들어온다. 마치 컨베이어벨트를 따라 물건이 이동하듯이 우리가 먹은 음식은 일정한 속도로 유유히 장 내벽을 통과해 간다. 컨베이어벨트 옆에 사람들이 일렬로 주욱 서서 필요한 걸 집어들듯이 우리 장벽은 영양소를 흡수한다.

이 흐름은 입에 뭔가가 들어와서 먹는 순간 작동을 시작하고, 흡수되고 남은 걸 항문을 통해 밖으로 떨어뜨리는 것으로 마무리된다. 하루 세끼를 먹고 간식을 전혀 먹지 않는다면 이 흐름을 하루 세 번 작동을 하는 셈이다. 그리고 작동을 일단 한 번 시작하면 우리 몸은 무조건 36~48시간이 걸리는 긴 소화흡수 프로그램을 자동으로 진행한다.

컨베이어벨트가 막힘없이 자연스럽게 물 흐르듯이 흐른다면, 필요한 것들은 중간에서 다 흡수될 테고, 흡수되지 않고 남은 찌꺼기는 그때그때 항문 밖으로 배출될 것이다. 즉, 한 번 먹으면 한 번 내보내고, 두 번 먹으면 두 번 내보내는 식이 된다. 사람을 제외한 모든 동물은 다 이렇게 한다. 한 번 먹으면 한 번 똥을 누고, 두 번 먹으면 두 번 똥을 눈다. 먹은 것들이 막힘없이 흘러서 흡수되고 남은 것은 즉각 몸 밖으로 나온다.

그러나 우리 인간은 하루 세 번씩 먹지만 하루 세 번씩 똥을 누지는 않는다. 세 번 먹은 걸 한 번에 모아서 똥을 누는 게 보편적이다. 그러니 자연의 관점에서 보자면 우리가 극히 정상이라고 생각하는 하루 한 번 배변조차도 부자연스러운 변비 상태라고 말할 수 있다.

그리고 나면 소장과 대장에서 흡수한 영양소는 모두 간으로 모아진다. 간은 소장과 대장에 아주 정교하고 미세한 빨대를 대고 있다가 소장이나 대장이 흡수한 영양소를 모두 가로챈다. 간으로 모인 영양소는 간에 저장되거나 혹은 혈류를 따라 온몸으로 퍼져 나간다.

한편 흡수되지 않고 밖으로 배출되는 똥은 엄밀하게 말하자면 노폐물이 아니다. '소화·흡수되지 않은 음식물'이다. 그러니까 '찌꺼기' 아니면 '잔반'이라고 봐야 한다. 흡수되고 남은 것이지, 대사 과정에서 나온 노폐물이 아니다. 몸에서 나오는 각종 '노폐물'을 걸러 내는 일은 콩팥신장이 한다. 대변과 소변은 만들어지는 이유와 과정이 완전히 다르다.

몸에 흡수되지 않은 음식물 찌꺼기는 몸 안에 있으면서 썩는다. 썩으면서 악취를 풍기고 독기를 내뿜는다. 독기는 음식물이 소화·흡수되는 길을 그대로 따라간다. 먼저 간을 거치고, 혈류를 따라 온몸을 돌며 약한 부위를 거친다. 그리고 이것은 만성피로, 신경통, 두통, 요통, 견비통 등 각종 통증을 유발한다. 그래서 똥찌꺼기인 숙변이 쏟아지고 나면 먼저 눈이 맑고 밝아지며 각종 통증이 사라진다.

•숙변은 없다는 주장

지식의 균형을 맞추기 위해 숙변이 없다는 주장을 잠시 소개한다.

"외과 의사이자 대장 내시경을 다루는 의사로서 단언컨대, 숙변 같은 건 없다. 숙변은 존재하지 않는 허깨비에 불과하다."

· 출처 : 『외과의사 남호탁의 똥꼬 이야기』, 남호탁 저

"대장수술이나 대장내시경 검사를 하기에 앞서 환자에게 설사를 유도하는 약을 먹여 보면 숙변의 존재가 얼마나 허무맹랑하게 인위적으로 만들어진 것인가가 백일하에 드러난다. 대장을 말끔히 비운 후 속을 들여다보면 발그스름한 색깔을 띤 대장이 여간 아름다운 게 아니다. 물론 눈을 씻고 들여다보고, 또 들여다봐도 숙변은 존재하지 않는다. 그런데 숙변이 있다는 것만으로도 모자라 그 무게가 4킬로그램에서 무려 10킬로그램까지 나간다며 목에 핏대를 세우는 이들도 있으니, 그야말로 환장할 노릇이 아닐 수 없다."

· 출처 : 『외과의사 남호탁의 똥꼬 이야기』, 남호탁 저

위에 인용한 것처럼 숙변은 사실상 존재하지 않는다는 것이 현재 의료계의 견해이다. 그 이유를 살펴보면 첫 번째로 장 점막은 미끈미끈한 점액질로 덮여 있다. 또 점액을 계속 분비하기 때문에 장 점막의 융모 사이에 대변이 잔존할 수 없다는 것이고, 둘째로, 장은 계속 연동운동을 하고, 주기적으로 상피세포가 떨어져 나가고 재생되기 때문에 숙변이 생길 수가 없다는 것이다. 셋째, 결정적인 이유라고 할 수 있는데, 수없이 장 내시경을 반복하고 해부를 반복하는 의사들이 장 속에서 숙변을 발견한 일이 없다는 것이다.

•숙변은 팩트다

　현대의학의 꽤 타당한 설명에도 불구하고 단식을 하면 숙변이 나온다. 그것을 무어라 부르든 상관이 없다. 숙변이라고 부르는 게 맘에 안 든다면 똥찌꺼리라고 불러도 되고, 그것도 맘에 안 든다면 그냥 장찌꺼기라고 불러도 상관없다. 뭔가 검고 탁하고 찐득찐득하고 냄새가 지독한 불쾌한 물질이 항문을 통해 쏟아져 나온다는 건 그냥 사실이다. 요즘 유행하는 말로 팩트다. 팩트를 다르게 해석할 수는 있겠지만, 부정할 수는 없다. 10일, 20일, 30일을 굶은 텅빈 장에서 뭔가 탁하고 더러운 것이 쏟아져 나온다. 그걸 과연 무어라 불러야 할까?

　게다가 숙변이 쏟아지고 나면 기적 같은 일이 벌어진다. 시들시들하던 몸과 마음이 새순처럼 파릇하게 살아나서 생동감이 넘친다. 생명력이 파도처럼 춤을 춘다. 어떻게 해도 들어가지 않던 불쑥 튀어나온 배가 쑥 들어가고 늘 어딘가 쑤시거나 결리거나 아픈 통증이 거짓말처럼 사라진다.

　몸에 달고 살던 생활습관병이나 통증이 숙변이 나온 뒤에 사라졌다면, 그 생활습관병과 통증이 숙변 때문이었다고 생각하는 건 너무나 자연스럽다. 여기에는 그 어떤 논리적 비약이나 과장도 없다.

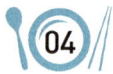

내 척추의 좌우 균형을 맞춘다

일본 사람 중에 니시 가츠조西勝造, 1884~1959라는 분이 있다. 니시 가쓰조 선생은 무려 7만 3천 권에 달하는 동서고금의 모든 의학 문헌을 독파했다고 한다. 그는 당시까지 발표된 모든 현대의학 자료를 비롯하여 한방, 침구, 요가, 카이로프랙틱, 지압, 호흡법, 냉수욕, 건포마찰을 비롯한 총 362종의 건강법을 직접 시험한 끝에 그 진수만을 뽑아 1927년에 '니시식 건강법'을 발표했다. 현대 자연의학의 시작이라 할 수 있다.

각종 생활습관병을 근본적으로 치료하지 못 하는 현대의학의 맹점을 날카롭게 비판하면서, 민족의학이니 생활의학이니 하는 다양한 이름으로 새로운 건강법을 제창하는 분들이 주장하는 그 밑바탕에는 언제나 니시 가츠조 선생의 그림자가 어려 있다. 오혜숙 건강법을 외치는 나 또한 마찬가지다. 예외일 수 없다.

니시건강법은 영양, 식사, 호흡, 목욕, 미용, 수면의 문제들을 총망라해서 다룬다. 그러나 어렵지 않고 쉽다. 니시건강법은 집에서 아무런 기구 없이, 누구라도, 쉽게, 아주 짧은 시간을 내서 할 수 있는 건강관리 방법들을 제시하고 있다. 전문가 의존형이 아니라 자기 주도형 건강법이라고 할 수 있다.

니시 가츠조 선생의 건강법은 우리나라에는 니시 선생의 제자 와타나베 쇼渡邊 正, 1923~ 박사가 쓴 책, 『기적의 니시 건강법』이 번역·소개되면서 알려졌고, 이 책은 지금까지 널리 읽히고 있다. 니시 선생이 운영하던 의원을 넘겨받은 직계 제자가 와타나베 쇼라면, 니시 건강법을 계승 발전시킨 분이 일본의 고다 미츠오甲田光雄 1924~ 박사다.

고다 박사는 1997년 내가 오사카에 있는 고다병원을 찾았을 때 만난 분이다. 의사라면 흰 가운에 목에 청진기를 걸고 나오던 때였는데, 그는 흰 가운만 입은 채 우리에게 나오셨다. 그는 우리들을 죽 세워 놓고 몸을 앞뒤로 훑어 내리며 촉진을 하셨다.

고다병원에는 수술이 필요한 환자나 응급환자는 없었다. 생활습관이 잘못 되어서 생긴 병으로 고통 받는 사람들이 있었다. 현대의학으로 해볼 만큼 해보고 도저히 어쩔 수 없어서 찾아온 사람들이었다.

고다 박사는 아무리 난치인 병이라도 단식으로 고칠 수 있다고 힘주어 말했다. 또 실제로 그때 한국에서 온 대학생이 아토피로 눈이 안 보여서 입원해 있었는데, 약을 쓰지 않으면서 눈이 보이기 시작했다는 체험 사례를 들려주었다. 내가 단식에 매료된 귀한 시간이었다.

당시 나는 고다박사의 강의를 들으면서 중요한 내용을 노트에 적었다. 그 노트를 들여다 보면 이런 내용이 적혀 있다.

"단식 요법을 충실히 실행하면, 근본적으로 체질이 개선되고, 감기에 잘 걸리는 체질도, 설사 잘 하는 체질도, 또 두통을 달고 사는 사람도, 늘 어깨와 목이 결리는 사람도, 신경통·류머티즘 등에 시달리는 사람도 확실히 낫는다. 아무리 건강한 사람도 중년이 되면 이 건강법을 실시해서 건강을 한층 더 증진하는 것이 좋다. 정력 감퇴를 느끼는 사람, 노쇠를 느끼는 사람은 젊어지는 비법으로써 이 단식요법이 반드시 필요하다. 고혈압으로 고생하는 사람은 단식 요법을 실행하면 고혈압이 뇌출혈을 일으키는 사태를 미연에 방지할 수 있다. 저혈압증에 시달리는 사람도 단식 요법을 실행하면 저혈압으로 인해 발생할 수 있는 폐렴이나 결핵·암 등을 예방할 수 있다. 그리고 위장병 환자나 당뇨병 환자는 단식 요법이 반드시 필요하다."

어디가 뚜렷하게 아픈 것도 아니면서 늘 어딘가 아파서, 병원에 입원하기를 밥 먹듯이 하던 당시에 나는, 고다 박사의 말을 깊게 새겨듣고 돌아왔다. 내가 여기서 니시 가츠조 선생의 자연건강법에 대해 길게 얘기하는 이유는 간단하다. 척추와 관련한 지식과 운동법 등은 모두 니시 선생의 것을 그대로 전수받았기 때문이다. 이 책에서 척추의 좌우 균형에 관해서 하는 말들은 모두 니시 선생의 말씀을 요약한 데 지나지 않는다.

•등뼈의 어긋남이 병을 만든다

사람의 척추는 33개의 추골이 연결되어 하나의 기둥 모양을 이루고 있다. 뒷목 두개골 아래부터 추골이 만져지기 시작하는데, 위에서부터 아래로 처음 나타나는 7개를 경추, 그다음 12개를 흉추, 그 아래 허리 부근 5개를 요추라고 부른다. 그 아래로 5개는 한데 묶여 있는데 이를 엉치뼈, 천골이라고 하고, 마지막 꼬리뼈 3~5개는 미골이라고 한다.

인간이 겪는 모든 질병은 인간이 직립 보행을 하면서 시작되었다. 우리 몸은 원래 네 발로 기도록 설계되었다. 그러니까 등뼈는 당연히 가로로 누워서 대들보 역할을 하도록 되어 있다. 그런데 인간이 갑자기 두 발로 서 버린 것이다. 등뼈가 난데없이 기둥 역할을 떠맡게 되었다. 대들보로 설계된 등뼈가 기둥 역할을 하면서 이런저런 잔고장이 생기지 않을 수 없게 되어 버린 것이다.

발도 마찬가지다. 원래 네 발로 무게를 분산해서 몸을 지탱하도록 설계되었는데, 갑자기 발 두 개가 없어져 버리고 원래 설계의 절반인 발 두 개로 몸무게를 다 지탱해야 하는 처지가 된 것이다. 그래서 사람의 몸은 쓰다 보면 아주 당연하게 발이 고장 나고 등뼈가 고장 나게 돼 있다. 일어서서 손과 머리를 자유롭게 한 대가이고 인간의 숙명이다. 그러나 비극은 여기서 끝나지 않는다.

등뼈는 우리 몸의 장기와 신경으로 연결되어 있다. 등뼈가 기울어지거나 비틀어지면 거기에 연결된 신경이 압박되어 장기가 제대로 작동할 수 없다. 예를 들어 흉추 4번이 고장 나면 귓병을 앓을 수 있다. 또 흉추 5번이 신경을 압박하면 위의 유문에 영향을 줘서 소화액이 역류할 수 있다. 흉추 10번에 문제가 생기면 신장에 문제가 생긴다. 이런 식으로 장기에 생긴 문제는 단순히 장기의 문제가 아니다. 등뼈에서 생긴 문제다. 그러니 등뼈를 바로잡아야 고쳐진다.

그러나 현대의학은 이를 보지 못한다. 이상이 생긴 장기만 문제 삼는다. 비유하자면 눈에 황달이 끼었다면 간에 문제가 생긴 줄 알아야 하는데, 간을 보지 않고 눈에 문제가 있으니 눈에 안약을 넣어 고치겠다는 꼴이다.

•등뼈를 바로잡아 건강을 지키는 방법

니시 선생은 등뼈로 인해 발생하는 건강 문제를 해결할 수 있는 명쾌한 해결책을 함께 제시해 주셨다. 그것이 이른바 니시식 건강요양의 6대 법칙이다. 이를 요약하면 다음과 같다.

첫째, 평상침대가 척추의 어긋남을 고친다. 평상침대에 그저 눕는 것만으로도 척추골의 어긋남을 교정하고, 병을 고칠 수 있다. 편안히 누워 자는 중에 자기의 힘으로 척추의 어긋남을 고치는 것이다. 또한 평상은 중력에 대하여 가장 안정된 평면이므로, 그 위에 누워서 자는 것만으로도 우리 몸은 안정하게 휴식을 취할 수 있다.

그리고 단단한 평상은 척추를 교정하면서 피부와 간에도 자극을 주어 좋은 효과를 가져 온다. 피부에 자극을 줘서 피부정맥의 흐름을 좋게 하고, 고인 노폐물을 처리하는 데 도움이 된다.

둘째, 경침이 척추의 어긋남을 고친다. 경침은 일명 나무베개를 말한다. 각진 나무가 아니라 반월형 나무를 쓴다. 높이는 자기의 약지, 네 번째 손가락의 길이에 맞춘다. 도기로 만든 것도 좋고 대나무를 쪼갠 것도 좋다. 경침을 쓰면 무거운 두개골을 떠받치느라 항상 과부하가 걸려있는 목뼈의 어긋남을 고칠 수 있다.

그리고 셋째가 붕어운동. 넷째가 모관운동. 다섯째가 합장합척운동. 여섯째가 등배운동이다. 이에 대해서는 뒤에서 자세히 다시 설명하겠다.

이 여섯 가지 건강법은 단식을 하는 동안 반드시 함께 해야 한다. 단식하는 동안 습관을 들여서 단식이 끝난 후에도 계속 해야 한다. 그러니까 앞으로 살아 있는 동안에는 하루도 빠짐없이 매일, 니시 선생이 남겨 주신 이 여섯 가지 건강법을 실천해야 한다.

단식을 하면 위가 줄어들어서 원래 크기로 돌아간다. 늘어져 있던 소장과 대장도 탱탱하게 기운을 차리면서 제자리를 찾아간다. 장기들이 수축하면서 가벼워지고, 공간도 만들어지면, 뼈에 걸리는 무게가 줄어들고, 어긋난 추골들이 비틀림을 바로잡을 수 있는 여유가 생긴다.

바로 이때 등뼈의 좌우 균형을 잡아주는 여섯 가지 건강법을 실행하면 등뼈의 어긋남이 쉽게 바로잡히게 된다. 이렇게 되면 등뼈의 어긋남으로 인해 생긴 등뼈의 문제는 물론이고, 장기의 문제까지 한꺼번에 해결된다.

내 몸의 독을 없앤다

경향신문에서 〈세계의 밥상〉이라는 기획 시리즈를 연재하고 있다. 그 첫 번째가 나우루라고 하는 남태평양의 작은 섬나라 얘기였다. 그 기사를 잠시 보자. 2015년 8월 2일자 기사다.

"적도 바로 아래에 있는 나우루는 넓이 21㎢에 해안선이 30㎞에 불과한 작은 섬이다. 호주 브리즈번에서 비행기로 4시간 30분 거리에 있다. 인구는 지난해 7월 기준으로 9,500명이 조금 못 된다. 세계보건기구WHO 통계에 따르면, 현재 나우루 인구의 94.5%는 비만·과체중이고, 인구의 40%는 당뇨병을 앓고 있다. 인구 절반 이상이 아이들인 걸 감안하면 성인들은 너나없이 당뇨병에 걸려 있다는 얘기다."

끔찍한 얘기다. 대체 이유가 뭘까? 기사는 계속 전한다.

"소규모 농경과 채집·어로를 하던 이 섬은 어느 날부터 정크푸드 천국이 됐다. 독립 뒤 인스턴트식품들이 쏟아져 들어오면서 작은 섬은 '콜라식민지 Coca-colanization'로 변했다. 외국산 식품의 쓰나미 속에 전통 먹거리 생산은 몽땅 경쟁력이 없어졌다. (중략) 정크푸드의 홍수, 바다 건너 어마어마한 거리를 옮겨 다니는 식재료들, 토착 먹거리의 붕괴, 비만과 당뇨병. 세계 식량 체제의 '미래'가 나우루라면 지구는 어떻게 될까."

값싼 수입 식품의 홍수로 인해 농사나 어로의 값어치가 바닥을 치면서 그것으로 생계를 유지하던 가구가 다 망해 버리고 수입해서 들여온 정크푸드를 먹다 보니 모두가 비만해지고 당뇨병에 걸리게 됐다는 얘기다. 식량자급율이 20% 남짓인 우리나라 현실을 감안하면, 나우루라는 섬나라 얘기가 결코 남의 얘기 같지 않다. 집에서 신선한 농축산물이나 해물을 가지고 요리해 먹는 게 아니고 밖에서 이미 다 요리된 음식을 사먹을 때 생기는 문제와 그 위험성에 대해서 사실 우리는 모두 잘 알고 있다.

이렇게 극단적인 외국의 사례를 앞에 든 이유가 있다. 가공식품에 첨가되는 각종 식품첨가물에 대해서 어떤 사람들은 안전하다고 주장한다. 그리고 〈식품의약품안전처〉가 앞장서서 식품첨가물이 안전하다는 것을 역설하고 있다.

나를 포함해 자연의학을 하는 사람들은 한 사람도 빠짐없이 모두

식품첨가물이 몸에 들어가는 건 위험한 일이라고 주장한다. 그러다 보니까 논란이 되어 버린다. "내가 옳다.", "너는 그르다."라고 하면서 서로 자기 주장을 하다 보면 듣는 사람은 혼란에 빠지고 만다. 그런데 나우루의 경우를 보면 분명해진다. 어떻게 먹어야 하는지 답이 바로 나온다. 우리 어머니, 할머니가 해주시던 밥이 최고의 밥이라는 것이 저절로 명확해진다.

누구나 가공식품이나 정크푸드가 건강에 좋을 리 없다는 것쯤은 다 알고 있다. 그러나 바쁘게 쫓기며 살다 보니 어쩔 수 없이 그런 것들이라도 먹을 수밖에 없다.

어쩔 수 없이 먹어야 한다면 그냥 마음 편히 즐겁게 먹는 게 낫다. 이게 문제고, 저게 문제라고 구체적으로 알면, 걱정하고, 마음 불편하게 먹게 되는데, 마음 불편한 게 첨가물보다 몸에 더 나쁘다. 즐겁게 먹고, 일 년에 한 번쯤 정기적으로 단식을 해서 몸 청소를 해주면 된다.

건강과 관련해서 사실 음식보다 더 중요한 게 있다. 여기서는 그 얘기를 좀 하고 넘어가는 게 좋겠다. 우리가 보통 먹는 것이라고 하면 음식만 생각하기 쉽다. 그런데 조금만 더 생각해보면 우리가 가장 많이 먹는 건 사실 음식이 아니다. 공기다. 사람들은 보통 하루에 음식 1.4kg, 물 2.3 kg정도를 섭취하지만, 공기는 15 kg을 섭취해야 한다. 5분만 숨을 못 쉬어도 죽는다. 우리 몸의 내부 장기를 들여다보아도 가장 많은 공간을 차지하고 있는 건 허파다.

맑은 공기는 생명이다. 우리는 매순간 공기를 오염시키며 살고 있다. 이건 바꾸어 말하면 매순간 생명을 갉아먹으며 살고 있다는 말이다. 물질문명은 우리에게 엄청난 편리를 주지만 다른 한편으로는 우리의 생명을 파괴한다.

내가 소유하고 있는 수없이 많은 물건들이 어디서 어떤 과정을 거쳐 내게까지 왔는지 돌아보면 기가 막히다. 매년 봄이면 중국에서 날아드는 미세먼지 때문에 고통을 겪는데, 그 미세먼지를 만들어 내는 원인은 우리의 엄청난 소비다. 근원을 따져 들어가면 값싼 중국제품을 쉽게 쓰고 쉽게 버리는 우리 삶이 미세먼지를 불러들이고 있다고 볼 수 있다.

지구적인 이런 거대한 문제 앞에 우리는 무기력하다. 한두 사람의 노력으로 해결되는 문제가 아니어서 그렇다. 하지만 아주 사소하고 작은 실천이라도 할 필요가 있다. 계란을 계속 던지다 보면 바위가 깨질 수도 있기 때문이다. 우리는 적게 먹고 적게 입고 적게 쓰는 삶을 생활화해야 한다.

단식이 가진 또 다른 힘은 여기에 있다. 단식은 모든 것을 아끼는 생활 습관이나 태도를 몸과 마음이 받아들이는 가장 훌륭한 수단이 된다.

오염된 공기와 물과 음식으로 인해 몸에 쌓인 독소들이 우리를 힘들게 하고, 병들게 하고 있다. 음식을 끊으면 우리 몸은 소화 흡수하는 데 사용하던 엄청난 에너지를 치유와 배출에 돌려 쓸 수 있게 되기 때문에 단식하는 동안 몸에 쌓인 독소가 다 배출된다. 일하느라 정신이 없어서 미처 치우지 못했던 것들을 마치 휴가 기간 동안 말끔히 치우고 청소하는 것처럼 우리 몸도 쉬는 시간이 생기면 미뤄 뒀던 몸 청소, 구석구석 대청소를 할 수 있다. 그렇게 하면 몸은 자연스레 치유된다.

내 몸의 뼈를 달군다

생소하고 낯선 말이겠지만, 단식은 뼈를 달군다. 뼈를 따뜻하게 한다. 따뜻해진 뼈는 뼈 속에 보관된 생명의 정수인 골수를 따뜻하게 한다. 따뜻해진 골수는 건강한 피를 만들어 낸다. 건강한 피는 온몸을 돌며 온몸의 세포를 건강하게 한다. 그러면 몸에 있던 병이 나가고 우리 몸은 생명력을 회복한다.

딱딱하고 나무토막 같은 혹은 돌덩어리 같은 뼈가 어떻게 따뜻해지냐고 의심을 할지도 모르겠다. 물론 의심할 수 있다. 우리가 본 뼈는 다 죽은 뼈니까. 죽은 사체에서 나온, 딱딱하게 죽어 있는 뼈 말고는 뼈를 본 적이 한 번도 없으니까. 몸속에서 살아 있는 뼈를 보는 게 아니라 다 죽은 뼈만 보기 때문에 사람들에게 뼈는 딱딱하게 죽어 있는 물건으로 이미지가 굳어 있는 것이다.

그러나 실제로 뼈는 그렇게 죽어 있는 물체가 아니다. 뼈가 만일 우리가 생각하는 것처럼 죽고, 뻣뻣한 덩어리라면 키가 클 수가 없다. 뼈가 자라야 키가 클 텐데 뼈가 그저 딱딱하게 굳어 있는 생명이 없는 덩어리라면 뼈가 자랄 리가 없기 때문이다. 또한 뼈가 부러졌을 때 그렇게 아플 리가 없다. 뼈가 부러졌을 때 그렇게 크게 부어오를 리도 없다.

뼈는 무기력한 죽은 구조와는 거리가 멀다. 뼈에는 혈관이 많아서 부러지면 출혈이 심하다. 그래서 부러지면 크게 부어오른다. 또 뼈 표면인 뼈막에는 감각신경이 엄청나게 많이 분포한다. 그래서 뼈를 다치면 그토록 아픈 것이다. 뼈는 활발히 살아 있는 세포와 조직으로 구성되어 있기 때문에 성장하는 것이다. 또 완전히 성장한 뼈도 일생에 걸쳐서 재형성된다. 낡은 세포가 새로운 세포로 교체된다. 성인 뼈대 중 최대 10퍼센트는 매년 재형성된다.

단식을 하고 나서 생혈액검사기로 피를 들여다보면 단식이 피를 얼마나 깨끗하게 만드는지 금세 알 수 있다. 찌글하거나 이 빠진 그릇처럼 못생겼던 적혈구나 혈소판이 아주 예쁜 모양으로 되돌아와 있는 걸 볼 수 있다. 단식을 하면 뼈는 실제로 따뜻해진다. 따뜻한 뼈는 몸을 달구고 골수를 따뜻하게 해서 건강한 피를 만들어 낸다. 과학이 이를 입증하는 날이 있을 것이다.

믿기 어려워하는 분들을 위해 조금 덧붙여 말해 보면 이렇다. 무서운 일을 당하면 뼈 온도가 내려간다. 우리는 그걸 경험적으로 알고 있고 우리들의 선조 때부터 표현해 왔다. 무서우면 '등골이 오싹한다'.

'한기寒氣가 든다'는 말이 그것이다. 등골이 오싹하면 땀이 나는데 더운 땀이 아니고 식은땀이 흐른다. 뼈에 한기가 들었기 때문이다. 또 '모골毛骨이 송연悚然하다'는 말도 있다. 순간적으로 두려움에 확 사로잡히면 털이 곤두서고 뼈가 옹그릴 정도로 오싹 소름이 끼친다는 말이다.

뼈는 차가워지기도 하고 따뜻해지기도 한다. 단식이야말로 뼈를 따뜻하게 하는 지름길이다. 따뜻해진 뼈는 골수를 데우고, 따뜻한 골수는 건강한 피를 만들어 낸다.

이러한 원리는 단식이 백혈병을 고치는 것으로 입증된다.

CHAPTER 3

오혜숙 생활단식 프로그램(1) - 단식, 준비하고 시작하기

01 단식이란?
02 전통 단식의 7가지 효과
03 전통적인 단식의 문제점
04 오혜숙 생활 단식, 단식이 가진 문제점을 해결했다!
05 오혜숙 생활단식의 구성 : 위와 장에게 선물하는 50일 동안의 특별 휴가
06 단식 전에 꼭 체크할 것
07 단식의 시작, 관장 : 다비움
08 공복감을 없애주고 혈관을 깨끗하게 한다 : 니시차
09 피부는 탱탱하고 요요는 없다 : 된장차
10 단식이 쉽다 : 현미조청, 소금사탕

» **알아두기** | 명현(暝眩)반응과 호전반응

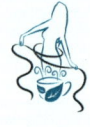 오혜숙 생활단식 프로그램(1) - 단식, 준비하고 시작하기

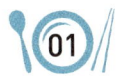

단식이란?

오혜숙 생활건강법의 핵심은 단식이다. 단식 중에서도 내가 프로그래밍한 생활단식이 핵심이다. 3장에서는 단식 프로그램에 대해 자세히 살펴보겠다.

단식斷食이란, 말 그대로 음식을 끊는 것이다. 일반적으로 얘기하자면 단식 기간 동안에는 물과 소금 외에는 아무것도 먹지 않는다.

요즘은 이를 다른 단식법과 구분해서 생수단식이라고도 하는데, 전통적으로 단식은 이렇게 일체의 음식을 끊는 걸 말한다. 그러나 갑자기 음식을 뚝 끊어 버리면 너무나 고통스럽고 몸도 쇼크를 받게 되므로 일정한 절차를 거쳐서 단식을 했다.

전통적인 방식은 먼저 음식을 점차 줄이는 감식혹은 예비단식이라 한다으로 시작해서, 물과 소금 외에는 일절 음식을 먹지 않는 본단식을 하고, 본단식이 끝나면 다시 아주 조금씩 음식을 먹기 시작해서 점차 늘려가는 회복식혹은 보식을 한다. 그리고 회복식이 다 끝난 후에도 본단식의 최고 10배 정도의 기간 동안에는 과식이나 폭식 등을 삼가고, 온전한 음식을 먹으면서 몸이 완전히 회복될 때까지 조심스런 생활을 했다.

단식은 자발적으로 음식을 끊는 것이다. 먹고 싶어도 먹을 게 없어 먹지 못하는 굶주림이 아니다. 자발적으로 음식을 제한해서 몸속에 쌓여 있는 영양과 에너지만으로 생명을 유지한다.

단식은 몸과 마음에 휴식을 주는 일이다.

입으로 뭔가 음식이 들어가면 위에서 항문까지 서른 여섯 시간 내지 마흔 여덟 시간 동안 우리 몸은 들어온 음식을 소화하기 위해 힘써 일을 해야 한다. 뿐만 아니라 흡수한 영양분을 혹은 저장하고 혹은 온몸 구석구석으로 실어 나르느라 엄청난 화학적인 공정을 진행해야 한다.

음식을 끊으면 이런 외부로부터 오는 작용에 대한 반응으로서의 대사작용을 모두 중단하고 쉴 수 있게 된다. 이렇게 함으로써 몸이 본래 가지고 있는 자연의 생명력이 드러나게 된다. 즉 스스로를 치유할 수 있는 본래의 힘이 살아나게 된다. 단식은 이러한 환경과 여건을 만들어 주는 일이다.

  단식은 본래 심신의 정화를 통해 깨달음에 이르는 것을 목적으로 하는 종교적인 수행법이었다. 질병 치유는 수행에 따라오는 부수적인 것이었다고 할 수 있다.

  그러나 현대에 오면서 사람들은 단식이 보여주는 놀라운 질병 치유력과 건강 회복력에 주목하였다. 그리고 단식에서 종교라는 외피를 벗겨 버렸다. 이렇게 해서 순수하게 질병 치료와 건강 회복, 건강 유지 등을 목표로 하는 단식이 등장하게 되었다.

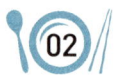

전통 단식의 7가지 효과

우리나라 단식의 대가이신 김동국 선생은 오랜 경험을 바탕으로 단식의 효과를 일곱 가지로 정리해 놓으셨다. 짧고 간략하게 정리해 보면 다음과 같다.

첫째, 체질이 개선된다.

우리 몸에 병이 들어오면, 즉 병들면 나타나는 증상은 사실 매우 단순하다. 소화가 안 된다, 머리가 아프다, 숨이 가쁘다, 설사가 난다, 잠이 안 온다, 늘 피곤하고 힘이 없다 등이 그것이다. 아무리 큰 병이라도 자각증상은 앞서 든 예를 벗어나지 않는다. 단식을 하게 되면 체질이 개선되어 신체 기능이 정상으로 회복된다. 그래서 앞에 늘어 놓은 이상증상이 사라진다. 이것이 단식의 힘이다.

둘째, 정력이 왕성해진다.

정력은 생명력이다. 단식을 통해 엄청나게 강력해진 자연의 생명력이 살아나 정력이 왕성해지는 것은 당연하다.

셋째, 두뇌가 좋아진다.

장이 비면 머리가 맑아진다. 장이 비면 두통이 사라진다. 장과 뇌는 직접 연결되어 있다고 할 만큼 서로 민감하게 반응한다.

넷째, 피부가 고와진다.

단식을 하면 단순히 살만 빠지는 것이 아니라 기미도 줄어들고, 얼굴빛도 희어지며, 피부 탄력도 좋아진다. 단식은 불필요한 기름기와 군살을 제거할 뿐만 아니라 몸에 쌓인 노폐물과 독소까지 제거하고 피도 맑아지기 때문에 피부가 고와지는 것이다.

다섯째, 의지가 강해진다.

단식에 성공했다는 건 자기와의 싸움에서 이겼다는 것이다. 승리를 통해 의지는 점점 더 강해진다.

여섯째, 영성靈性이 개발된다.

세상에서 가장 밝은 빛은 우리 내면에 있는 빛이다. 단식은 이 빛이 드러나게 한다. 단식을 하면 감수성이 높아져 다른 사람의 마음이나 고통에 귀 기울이고 공감하는 힘이 커진다. 또한 직관력이 올라가서 주변에서 벌어지는 여러 일들의 이면까지 한눈에 꿰뚫어 보는 힘이 커진다.

일곱째, 생명력이 반발反撥한다.

사람이 역경에 처하게 되면 숨어 있던 힘이 드러난다. 그것은 매우 강력하다. 사람은 특히 먹는 것이 적어지면 소화력과 흡수력이 강해져서 무엇을 먹어도 잘 소화하고 흡수하여 생명을 이어 나간다. 단식은 내 속에 숨어 있던 생명력을 끌어내는 최고의 방법이다.

이상에서 아주 간단히 정리한 일곱 가지가 전통적으로 단식을 통해 얻게 되는 효과라고 할 수 있다. 물론 다른 여러 가지 설명 방법이 있겠지만, 크게 보아 단식의 효과라고 하면 이 일곱 가지 범주를 크게 넘어가지 않는다.

전통적인 단식의 문제점

전통적인 단식법은 질병을 치료하고 몸의 생명력을 되살리는 엄청난 효력을 발휘함에도 불구하고 치명적인 문제점을 가지고 있다.

첫 번째가 배고픈 고통이다.

뛰어난 힘을 가진 수행자가 아닌 우리 같은 일반 사람들은 음식을 끊는데서 오는 공복감을 견디기가 어렵다. 단식斷食이란 말만 들어도 사람들은 고개를 절래절래 흔든다. 밥을 안 먹고 어떻게 견디느냐는 것이다. 차라리 병원에 가서 주사를 맞거나 약을 먹거나 수술을 하고 말지, 도저히 안 먹고는 못 견디겠다는 얘기다. 공복에 대한 두려움으로 사람들은 아예 단식할 엄두를 내지 못 한다.

두 번째가 회복식 성공률이 매우 떨어진다는 점이다.

이것은 아주 치명적인 약점이다. 보통, 사람들이 아예 굶는 동안에는, 그러니까 본단식 동안에는 그런대로 참아 낸다. 음식을 끊고 일단 사흘 정도만 지나고 나면 정신이 맑아지고 몸이 가벼워지고 오히려 상쾌해지기 때문이다. 그러나 목표로 한 단식 기간을 잘 마치고 회복식이 시작되면, 사람들은 거의 미칠 지경이 되고 만다.

음식을 전혀 처리하지 않던 위장에 일단 곡기가 들어가면 몸과 마음이 음식을 잡아당기기 시작한다. 그 힘이 너무나 세다. 이때 음식을 절제하기 어렵다. 장담컨대, 백에 아흔 아홉은 과식을 하게 된다. 이때 자기 힘으로 음식을 엄격하게 절제할 수 있는 사람은 거의 신의 경지에 이른 사람일 거라고 나는 생각한다.

정말 사람의 의지와 힘을 넘어서는 초인적인 힘이 필요하다. "사흘 굶고 남의 담장 넘지 않는 놈 없다."는 옛말이 왜 나오게 되었는지 실감하게 된다. 평생을 자기는 정말 식탐이 없다고 생각하고 살아온 사람도 그게 얼마나 큰 오만이며 착각이었는지 알게 된다.

회복식의 실패는 단식의 실패다. 앞서 얘기한 단식의 효과는 회복식을 성공적으로 마쳤을 때 나타나는 효과다. 회복식을 제대로 하지 않으면 오히려 몸을 더 망치게 된다. 회복식이 너무나 힘들고 성공률이 떨어진다는 건 단식이 성공할 확률이 매우 낮다는 말이다. 그러므로 이것은 단식의 정말 치명적인 약점이 아닐 수 없다.

세 번째로 온몸의 힘이 쭉 빠져나가 버리는 탈력감이다.

단식을 하면서 일상생활을 하기가 어렵다. 따로 특별히 시간을 내서 아무것도 하지 않기로 작정하고 단식에만 몰두해야 한다.

이런 세 가지 이유로 정말 몸에 큰 병이 들거나 특별한 수행을 위해서가 아닌 경우에는 쉽게 단식을 하기 어려웠다.

오혜숙 생활 단식,
단식이 가진 문제점을 해결했다!

현대인들이 누구나 쉽게 단식을 하고 건강해지도록 하려면 어떻게 해야 할까? 풀어야 할 숙제는 분명하다.

단식의 일곱 가지 효과는 최소한 그대로 나타나게 하거나, 할 수만 있다면 그 효과를 더욱 크게 증폭시켜야 한다. 그러면서 동시에 단식의 세 가지 치명적인 문제는 크게 완화시켜야 한다.

그렇게 할 수 있다면 누구나 쉽게 단식을 할 수 있을 것이다.
그런데 과연 그런 방법이 있을까? 연구하고 찾아보니 있었다. 내가 개발한 오혜숙 생활단식이 바로 그 방법이다.

첫째, 오혜숙 생활단식은 먹는 단식이다.

음식을 끊는다는 뜻을 가진 '단식' 앞에 '먹는'이란 수식어를 붙여 놓으니 얼핏 보면 모순인 것 같지만 속을 들여다보면 그렇지 않다. 나는 단식하는 내내 먹을거리를 만들어 놓는다. 끼니때마다 아주 따뜻하게 데운 된장차와 조청을 먹는다. 그리고 하루 종일 내가 개발해서 '니시차'라고 이름 붙인 특별한 차를 마신다. 하루 동안 최소 2,500밀리리터 이상을 마신다. 현기증이 나거나 입이 궁금해서 참을 수 없으면 소금사탕을 먹는다.

이처럼 단식하는 동안 아예 굶는 게 아니라서 굶주림에 대한 공포를 덜 수 있다. 실제로 이렇게 먹으면 공복감이 거의 없다. 그런데 과연 이런 걸 먹어도 단식의 효과는 그대로 나타나는지, 그게 문제다. 물론이다. 오히려 효과는 물만 마셨을 때보다 더 크다. 그 이유는 곧 설명하겠다.

둘째, 회복식이 쉽다.

이것은 오혜숙 생활단식의 최대 강점이다. 회복식 기간에도 된장차와 조청을 먹고, 단식용으로 특별히 준비한 니시차를 마시는 건 물론이고, 여기에 더해 생식을 하도록 해 놓았다. 생식은 다른 무엇보다 확실하게 안전한 회복식을 책임져 준다. 그래서 회복식에 실패하는 사람이 거의 없다.

셋째, 공복감이나 탈력감이 거의 없다.

일상생활이 가능하다. 된장차와 조청, 니시차 등을 통해 생활하는 데 필요한 최소한의 영양을 공급하기 때문이다.

나는 이렇게 전통적인 단식이 가지고 있던 문제를 다 해결했다. 그래서 20일, 30일 단식을 하고, 병이 낫고, 건강해져서 새 삶을 찾은 분들이 내 단식법에 이름을 붙여 주었다. 그게 바로 '오혜숙 생활단식'이다. 그러면 이제 차례차례 내가 준비한 단식 세트를 펼쳐놔 보겠다.

오혜숙 생활단식의 구성 :
위와 장에게 선물하는 50일 동안의 특별 휴가

    내 단식 프로그램의 기본 구성은 50일이다. 본단식 10일, 회복식 10일, 조절식 27일, 마무리 단식 3일이다. 예비단식 혹은 감식기간이 없다. 관장을 해서 바로 장을 비우고 본단식으로 들어간다. 단식하는 기간 대비 단식의 효과를 셈해 보면, 이렇게 바로 단도직입으로 본단식을 시작하는 편이 훨씬 이익이 많다.

    본단식은 말 그대로 단식의 몸통을 구성한다. 이런 말이 있다.

    "1주일의 단식은 피를 정화하고, 2주일의 단식은 뼈를 정화하며, 3주일의 단식은 마음을 정화한다."

    보통 단식은 과거의 전통에 따라 7일을 기준으로 한다. 본단식은 최소한 7일이 지나야 효과가 나타난다. 그런데 내가 10일을 기본으로 하는 건 조금 더 확실하게 단식의 효과를 내기 위해서다.

오혜숙 생활단식의 특징이자 장점은 장벽을 허물어뜨리면서 숙변을 배출하게 하는 것이다. 숙변에 벗겨진 장벽이 함께 나오는 걸 눈으로 확인할 수 있다.

회복식은 간단히 말하면 벗겨진 장벽이 회복하는 기간에 하는 식사다. 새로 태어난 아기가 된 마음으로 10일을 보내야 한다. 단식을 한 목표, 즉 새로운 탄생, 초기화, 리셋이 이루어지는 시기다. 회복식을 제대로 하느냐 못하느냐가 단식의 성패를 좌우한다.

내 단식 프로그램에서는 회복식이 쉽다. 이것이 내가 만든 오혜숙 생활단식 프로그램의 최대 강점이기도 하다.

회복식이 끝나면 뒤이어 조절식을 한다. 이유식이라고 생각하면 된다. 새로 태어난 아기가 엄마젖을 떼고 일반식을 하기 위한 준비과정이다. 아침엔 간단하게 된장차 한 잔 마시고, 점심이나 저녁 중 한 끼는 생식으로 해결하고, 나머지 한 끼만 곡식과 채소를 먹어준다.

마무리 단식 3일은 긴 단식에 마침표를 찍어주는 동시에 단식 효과를 극대화시키는 아주 중요한 과정이다.

본단식 기간은 의지에 따라 더 늘릴 수 있다. 단식을 하면 몸이 가벼워지고 정신이 맑아지며 마음이 깨끗한 상태, 즉 황홀하게 맑은 상태로 접어드는데, 이 상태가 정말 너무나 좋아서 단식을 그냥 끝내기 아까워하는 사람들이 의외로 많다. 그럴 경우는 단식 기간을 늘리면 된다. 예컨대 본단식을 20일, 30일, 50일로 연장할 수 있다.

본단식 기간이 이렇게 늘어나도 회복식과 조절식 기간은 그대로다. 회복식 10일, 조절식 30일이다. 전통적인 단식에서는 본단식하는 날의 숫자를 기준으로 회복식이나 조절식 기간을 정하지만, 내 프로그램에서는 그렇지 않다. 회복식은 열흘이면 되고, 조절식은 한 달이면 충분하다.

여기에 덧붙여서 '월月단식'이란 개념을 새로 만들었다. 한 달에 한 번씩, 3일 단식, 3일 회복식을 하는 것이 그것이다. 내가 설계한 생활단식은 해보면 알겠지만 은근히 중독성이 있다. 단식하면서 느끼는 맑고 가벼운 느낌이 워낙 사람의 기분을 좋게 만들기 때문에, 첫 단식이 망설여질 뿐이지 일단 단식을 해서 그 느낌을 한 번이라도 경험하면 단식을 또 하고 싶고, 또 하고 싶고, 그렇게 된다.

하지만 긴 단식을 일 년에 두 차례 이상 하는 것은 좋지 않다. 그래서 월 단위로 짧게, 짧게 자주 하자는 것이 월단식이다. 긴 단식 후에 매월 하는 짧은 단식의 효과는 긴 단식만큼이나 뛰어나다.

단식 전에 꼭 체크할 것

단식을 하려면 왜 시작하는지, 분명하고 확실한 이유가 있어야 한다. 그리고 단식을 통해 이루고자 하는 목표를 정해야 한다. 그냥 생각만 해서는 안 된다. 반드시 글을 써서 남겨야 한다. 예를 들면 이런 것이다.

단식을 하는 이유 - 비만.
비만이 내게 주는 불편 - 늘 피곤하다. 몸이 무겁다. 어깨가 아프다. 뚱뚱해 보여서 자존감이 떨어진다. 뱃살이 보기 흉하다. 두통이 자주 있다.
단식을 통해 이루고자하는 목표 - 10kg 감량. 활력을 되찾고, 자존감을 높이는 것.

이유나 목표는 단순할수록 좋다. 사진도 몇 장 찍어 두면 더 좋다. 왜 그러냐 하면 두 가지 때문이다.

첫 번째는 단식을 하다 보면 몸에 많은 변화가 나타나는데, 그 변화가 어느새 익숙해져서 단식이 끝날 즈음엔 처음에 내가 어땠는지 다 잊어버리고 만다.

농담 같지만 사실이다. 사람들이 몸에 일어나는 변화, 그중에서도 좋아지는 방향의 변화에는 아주 쉽게 익숙해진다. 그래서 단식 전에 자기가 어떤 상태였는지 기억을 못하는 경우가 많다. 하지만 이건 꼭 기억해야 한다. '단식을 통해서 내가 스스로 내 몸을 바로잡았다. 나는 물러서지 않는 단단한 마음으로, 먹고 싶은 욕구를 이겨내고 내 몸을 건강하게 변화시켰다!'라는 생각을 머릿속에, 마음속에 새겨야 한다.

그러기 위해서는 기록이 필요하다. 또한 과거, 단식하기 전, 새로 태어나기 전의 그 불편하고 좋지 않은 상태를 아주 상세히 기록해 둬야 그 시절로 다시 돌아가지 않겠다는 의지가 저절로 발동해서 단식이 끝난 후에도 몸을 잘 관리해갈 수 있다.

두 번째 이유는 단식하는 동안 닥쳐오는 어려움을 꿋꿋하게 이겨내기 위해서다.

아무리 내 단식 프로그램이 쉽고 편하다고 해도 중간에 어려움이 없을 수는 없다. 몸이 안 좋은 사람일수록 명현현상*이 심하게 나타난다. 이때는 아무도 도와줄 수 없다. 주사를 맞아서도 안 되고 진통제 같은 걸 먹어서도 안 된다. 오로지 자기 힘으로 이겨내야 한다. 오직 내 힘으로 돌파하는 방법밖에 없다.

그러니 내가 단식을 통해 이루고자 하는 목표를 분명히 하고, 내가 왜 이 힘든 단식을 시작했는지 매일매일 돌아보아야 한다. 이는 혹시라도 격렬한 명현현상이 나타날 때나 눈앞에 놓인 음식이 도저히 참을 수 없을 만큼 먹고 싶을 때, 스스로 나약해지지 않도록 다잡기 위해서다.

단식을 시작하는 이유와 목표 등을 적은 김에, 단식일기를 쓰면 더욱 좋다. 매일매일 몸에 나타나는 반응이나 변화를 세심하게 살펴서 기록해 나가면 아주 좋다. 예를 들면, 발뒤꿈치의 각질이나 머릿속 비듬 같은 건 사흘도 안 돼서 말끔하게 사라지는 경우가 많다. 이런 작은 변화를 알아가면 그리 대단한 건 아니지만, 단식을 해나가는 데 확신을 주고 깨알 같은 재미를 준다.

단식 하루 전에 구충제를 한 알 먹어 두면 좋다. 내 프로그램에서는 완벽한 관장을 하기 때문에 안 먹어도 크게 문제될 게 없지만, 만의

---

* 환자가 치유과정에서 일시적으로 증세가 심해지거나 다른 증세가 유발되었다가 호전되는 현상을 일컫는 한의학 용어. 명현현상은 병이 호전되는 과정에서 겪는 현상이므로 잘못된 약의 처방 등으로 나타나는 부작용과는 다르다. 명현이란 한약 등을 복용한 환자가 치유되는 과정에서 예기치 않게 일시적인 증상 악화를 겪거나 다른 증세를 보인 뒤 나아지는 것을 뜻한다. 이러한 호전반응은 비정상적인 인체의 부분들이 정상적인 상태로 회복되면서 나타나는 현상이다.

하나, 돌다리 두드리는 마음으로 구충제를 먹는 편이 좋다.

그리고 인바디Inbody®를 한다. 인바디를 하면 내 몸의 구성성분인 체수분, 단백질, 무기질, 지방의 비율을 알 수 있다. 가까운 보건소에 가면 인바디를 할 수 있는데, 양말만 벗고 측정기에 올라서면 된다. 5분도 안 걸리는 간단한 검사다. 단식 전과 후에 몸의 구성성분 변화를 한 눈에 볼 수 있다.

예컨대, 목표대로 10kg 감량에 성공했는데, 그 빠진 10kg이 체지방이 빠진 것인지, 아니면 체수분이 빠져나간 것인지, 아니면 통탄스럽게도 단백질, 즉 근육이 빠져나간 것인지 정확히 알 수 있다. 꼭 단식을 하지 않더라도 규칙적으로 인바디를 해서 몸의 변화를 관찰하면 건강을 유지하는 데 도움이 된다.

아울러 지금 읽고 있는 이 책을 끝까지 보고 시작하는 편이 좋다. 물론, 안 그래도 된다. 하지만 기왕이면 단식의 원리와 과정에 대해 깊이 이해하고 실행하는 편이 더 좋다는 말이다. 몸과 정신과 마음이 단식을 통해 반드시 좋아지리라는 확신을 가지고, 건강하고 아름다워질 미래의 모습을 그리면서 단식을 시작한다.

인바디(InBody)는 동명의 코스닥 상장 기업 인바디의 생체전기저항법을 이용한 체성분 분석기의 브랜드 이름이다. 이 제품이 널리 보급되어 있는 관계로 대한민국, 일본 등에서는 흔히 체성분 분석기를 인바디라 부른다. 인바디는 수분이 많은 근육에는 전류가 잘 흐르고, 수분이 적은 지방에는 전류가 잘 흐르지 않는다는 기본 원리를 이용, 인체에 미세한 전류를 통과시킬 때 발생하는 저항값(임피던스)을 계측하여 인체의 구성성분인 체수분, 단백질, 무기질, 지방의 비율을 측정한다. 인바디가 체성분 분석기를 통칭하는 명칭으로 사용되면서 미세전류를 이용한 체성분 분석검사를 흔히 인바디 검사라고 부르고 있다.

•단식 전 주의 사항

첫째, 단식을 하려면 공부를 조금 해야 한다.

최소한 이 책은 다 읽고 시작해야 한다. 몸에 대해서, 몸을 비우는 효과에 대해서 깊이 이해하고, 단식을 통해 몸이 좋아지리라는 확신과 기대를 가지고 해야 한다. 단식을 일단 시작하면 절대 중간에 포기해서는 안 된다. 오히려 몸과 마음을 더 망칠 수 있기 때문이다. 목표를 분명히 하고, 본단식 – 회복식 – 조절식에 소요되는 기간을 정확히 하고, 반드시 성공하겠다는 굳센 마음으로 시작한다.

둘째, 단식에 대한 이해와 준비가 갖춰진 상태면 시작해도 된다.

다만 단식의 목표가 질병의 치료라면 이 정도 준비로는 부족하다. 완전히 믿을 수 있는 단식 전문가가 있어야 한다. 질병이 있는 경우, 단식 중에 어떤 일이 일어날지 예측할 수 없기 때문이다. 단식을 옛날부터 '칼을 대지 않는 전신수술'이라고 하는 이유가 여기에 있다. 적절하게 대처하지 않으면 안 된다.

단식 전문가가 처방을 내리면 그대로 따라야 한다. 무조건 믿고 따를 수 있는 전문가가 있어야 하고, 계속해서 상담할 수 있어야 한다. 마치 수술을 앞둔 환자가 병원에 가서 의사에게 모든 것을 믿고 맡기듯이, 무슨 말을 해도 다 믿고 따를 수 있는 확실한 전문가가 가까운 곳에 있어야 한다.

자연건강법에서는 질병이라고 하는 것, 병증, 혹은 우리 몸에 나타나는 이상 '증상'을 자연이 인체를 깨끗하게 정화하기 위한 과정이라고 본다. 살기 위한, 건강해지기 위한 과정으로 보는 것이다.

예를 들어 땀을 흘리고, 발진이 생기고, 구토를 하고, 설사를 하고, 몸에서 악취가 나는 등 각종 증상이 나타나는 건 얼핏 보면 병증 같지만, 이는 병이 아니고 몸이 스스로를 치료하는 작용이다. 몸에 겹겹이 누적된 노폐물과 독소를 몸 밖으로 내보내는 작용이다. 그래서 만약 질환이 발생하기 전에 단식을 하게 되면 건강할 때에 이 과정을 비교적 순조롭게 거치는 것이다.

셋째, 단식은 주로 장 속에 오래 쌓인 숙변을 제거하는 것이지만, 이와 동시에 온몸의 조직 속에 쌓인 여러 가지 독소나 세균을 배제하는 적극적인 수단이다.

이러한 숙변과 독물, 세균의 퇴적이 어느 정도 범위를 초과하면 생체는 그 자연치유력의 힘을 발휘하여 땀을 흘리거나, 구토를 하거나, 설사를 하여 심신을 중화 상태로 만든다.

넷째, '증상 즉 요법'이다.

단식을 시작하면 흡수작용이 정지됨에 따라 배설작용이 촉진되어,

조직 중에 정체해 있던 독소毒素가 배설된다. 이에 따라 최초 1일이나 2일 사이에 대개 두통이나 토기吐氣를 동반하여 담즙병과 비슷한 상태가 생긴다. 이런 징후가 계속되면 무거운 자가중독自家中毒*에 걸려 있다는 증거다.

이는 몸속에 축적되어 있던 독소가 배출되면서 나타나는 현상이다. 적어도 이와 같은 두통이나 구역질이 없어질 때까지 단식을 계속하지 않으면 안 되는데, 이것이 제일 중요하다.

다섯째, 구역질이 나서 큰일 났다고 생각하거나, 먹을 수 없다고 생각하여 영원히 먹지 못하게 되지 않을까 걱정하거나, 먹지 못하게 되면 목숨을 잃는 것은 아닌가 하고 걱정하면 안 된다.

지금 먹을 수 없다고 해서 증세가 계속되는 것은 아니다.

여섯째, 요컨대 자가중독自家中毒이 심하면 심할수록 토기吐氣도 심해진다.

그러나 처음 식욕이 없어지고 며칠밖에 나타나지 않는 것이 보통이다. 더욱 유해한 노폐물을 배설하고 버릴 때까지는 혀에 설태가 끼고 호흡을 할 때 고약한 냄새가 나지만, 처음에만 그렇다. 어느 시기가

---

*자가중독증은 몸 안의 물질대사 과정에서 생기는 물질의 독성으로 말미암아 일어나는 중독 현상을 말한다. 대부분의 질병처럼 외부에서 병원균이나 독소가 직접적으로 체내로 유입되어서 병증이 나타나는 것이 아니고, 몸 안의 장이나 특정 조직에서 독소가 서서히 형성되어 걷잡을 수 없게 되면 마침내 질병으로까지 이어진다는 것이 특징이다.

지나면 저절로 사라진다.

　단식 중에는 이런 반응들이 올 수 있다는 것을 마음에 두고 시작하기 바란다.

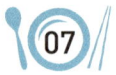

단식의 시작, 관장 : 다비움

'다비움'은 효소로 이루어져 있다. 다비움은 단식을 시작할 때 먹고, 단식 5일차에 한 번 먹고, 회복식 이틀째에 한 번 더 먹는다. 단식하는 동안 최소한 이렇게 세 번을 먹는데, 다비움을 먹는 목적은 장내의 독소 제거라고 할 수 있다.

다비움을 먹는 방법은 두 가지다. 다비움만 바로 털어 넣는 방법이 있고, 그렇게 먹기 힘들면 다음에 소개할 단식용 차 니시차에 적당한 농도로 타서 따뜻하게 만들어 마시는 방법이 있다. 자기 취향대로 마시면 된다. 어찌됐든 다비움을 마시고 두세 시간이 지나면 배가 부글부글 끓기 시작한다. 가스가 나오고 뒤가 급해진다. 화장실로 달려가서 앉으면 변이 쏟아진다. 이러기를 서너 차례 반복하고 나면 시원하고 가벼운 느낌이 든다. 이렇게 단식이 시작된다. 몸으로 직접 느끼는 시원하고 가벼운 기분이 다비움으로 시작하는 단식의 첫 번째 좋은 점이다. 속을 다 비우면 단식하기가 훨씬 쉽고 편하다.

그리고 또 하나 더 좋은 점이 있다. 속에 있는 것을 안 비우고 그냥 단식을 하면, 그러니까 내가 아침까지 먹다가 점심부터 단식을 시작해서 안 먹으면, 지금까지 내가 먹었던 것이 자연으로 배변되는 기간이 보통 4일 정도 걸린다. 최소한 3일에서 4일 정도 걸린다. 보통 입에서 항문까지 음식물이 가는데 36~48시간 정도가 걸리는데, 그보다 훨씬 시간이 더 많이 걸리게 된다. 그 이유는 음식물을 안 먹기 때문이다.

우리 몸은 음식물을 자꾸 먹어줘야, 위에 음식이 들어와야 대장이 음식이 들어온 신호를 감지하고 배변 욕구를 일으키게 되는데, 아무것도 안 먹고 음식물이 끊기면 똥이 잘 안 나온다. 그래서 실제로 단식하기 전에 먹은 것들이 다 배변되는 데에 일반적으로 3일에서 4일 정도 걸리게 된다.

소화되고 남은 음식물이 변을 통해 밖으로 나와야 하는데, 배변이 안 되고 몸 안에 있으면 그것은 대장에서 썩기 시작한다. 부패되면서 나오는 독성들은 다 어디로 가냐 하면 다시 우리 몸속으로 흡수가 되어 버린다.

그렇기 때문에 오혜숙 생활단식은 우리 몸 안에 있는 음식찌꺼기나 이런 것들을 싹 배출하고 시작한다. 이렇게 하는 편이 몸에도 좋고 단식을 진행하기에도 훨씬 편안하기 때문이다. 이것이 오혜숙 생활단식 프로그램에 다비움이 들어온 이유다.

다른 일반 단식에서는 본단식 기간에 준하는 만큼의 감식기간을 거치면서, 마그밀 수산화 마그네슘을 먹거나, 많은 양의 소금물을 마시거나 하면서 장청소를 한다.

나는 이 과정을 간단하게 축약했다. 단도직입으로 바로 본단식을 시작하는 것이다. 어떻게 그럴 수 있을까? 바로 다비움이 있기 때문이다. 다비움을 마시고 장 속에 있는 것을 재빠르게 다 비워버린다. 이렇게 하는 편이 오래 감식을 하는 것보다 훨씬 낫다.

효소 酵素, enzyme는 생명체 내부에서 화학 반응을 매개하는 단백질 촉매다. 촉매란 각종 화학 반응에서 자신은 변하지 않으면서 화학 반응 속도를 빠르게 하는 역할을 하는 물질을 말한다.

우리 몸에는 일만 종 이상의 효소가 작용하고 있는 것으로 알려져 있다. 아밀라아제니 프로티아제니 리파아제니 하는 이름을 들어본 적이 있을 것이다. 이게 다 우리 몸에서 작용하는 효소들이다. 일반적인 효소의 크기는 5~20나노미터nm다. 1나노미터nm는 1mm의 100만분의 1 크기다. 그래서 효소는 일반 현미경으로도 볼 수 없다.

순수한 효소는 동물이나 식물의 조직에서 추출한다. 효소를 추출하는 데는 엄청나게 많은 노력과 시간이 소비된다. 생체조직으로부터 순수한 상태로 효소를 추출하려면 우선 조직을 파괴하고, 효소를 추출한 후, 분리하고 정제하는 매우 복잡한 과정이 필요하다.

다비움은 식물에서 추출한 생효소다. 생효소는 인체가 산화되어 노화되고 부식되는 과정을 환원시켜 유지하는 기능을 한다. 또 음식물의 소화,

흡수, 그리고 유기물을 무기물로 합성하는 과정 따위를 돕는다. 다비움은 산화되는 과정에서 발생하는 독소를 배출하는 기능이 탁월하다.

나는 여기서 다비움의 원료를 나열할 생각인데, 상당히 종류가 많다. 꼭 소리 내서 하나하나 읽어보시기 바란다. 다비움을 만드는 원료는 다음과 같다.

어성초즙, 명일연즙, 부추즙, 샐러리즙, 쑥갓즙, 아욱즙, 양배추즙, 케일즙, 순무즙, 당근즙, 양파즙, 미나리즙, 오이즙, 호박즙, 금귤즙, 무화과즙, 배즙, 양상추즙, 키위즙, 사과즙, 무비트즙, 환원당 등이 그것이다. 방부제나 향료, 착색제 등 그 어떤 첨가물질도 들어 있지 않다. 맛은 무척 달다. 하지만 막상 당도를 측정해 보면 당이 없다. 당뇨병이 있는 분이 드셔도 아무 문제가 없다.

다비움은 몸속에 쌓여 있는 숙변과 각종 유해물질·과산화지질 같은 노폐물을 제거한다. 그래서 각 장기들의 기능을 회복시키고 각 장기 사이의 균형을 유지시켜 주면서, 생체리듬 소화→흡수→순환→배설을 활성화한다. 다비움은 이와 같은 방식으로 단식의 효능을 높여준다.

공복감을 없애주고 혈관을 깨끗하게 한다 : 니시차

니시차는 따뜻한 물에 희석하여 마실 수 있도록 만든 단식차다. 본단식-회복식-조절식이 진행되는 내내 하루도 빠짐없이 마셔야 한다. 한 포에 70밀리리터가 들어 있다. 여기에 끓는 물을 부어서 열배인 700밀리리터로 만들어서 하루 종일 따뜻하게 홀짝홀짝 마신다.

니시차는 하루에 최저 2리터부터 많게는 3리터까지 마신다. 사람마다 조금씩 차이가 있고, 같은 사람이라도 그때그때 조금씩 달라지긴 하지만, 보통 2.5리터 정도 마신다고 생각하면 된다.

내가 니시차를 만들 때 염두에 뒀던 건 이런 점이다.

먼저 하루 이틀 마시고 말 게 아니라 최소한 50일을 쉬지 않고 마셔야 한다는 점, 게다가 하루 동안에도 쉬지 않고 하루 종일 계속 마셔야 하는 차라는 점이다. 맹물은 절대 이렇게 못 마신다. 물에도 독이 있기 때문이다. 보통 수독水毒이라고 한다. 매일 많은 양을 오랫동안 마시려면 무엇보다 독성이 없어야 한다. 몸이 편안하게 받아들일 수 있게 만들어야 한다.

그리고 향이 없어야 한다는 점이다. 아무리 좋은 향이라도 하루 이틀이고 한두 번이지 계속 주야장창 마셔대면 금세 질려서 못 먹게 된다. 여기에 덧붙여서 면역력을 향상시켜 주고 또 유지시켜 주어야 한다는 점, 음양의 조화를 맞추어야 한다는 점, 적절한 염분의 농도를 맞추어야 한다는 점 등을 고려하여 만들었다.

니시차를 만든 재료는 다음과 같다. 눈으로만 보면 뭐가 뭔지 잘 안 들어온다. 입으로 소리 내서 하나하나 이름을 불러보면 좋다. 마테, 상황버섯, 루이보스, 질경이, 상백피, 결명자, 머위, 싸리나무, 함초, 파, 잔탄검, 감태, 대황, 곰피, 다시마 등이다. 성분 분석을 해 보면 25가지 비타민과 미네랄, 아미노산 15가지, 활성화합물 196가지를 함유하고 있다. 이 물질들은 면역력을 조절해주고, 식욕을 억제하며 수독을 예방한다.

오혜숙 생활단식 프로그램에서 니시차가 차지하는 비중을 말하자면 아무리 적게 잡아도 50% 이상이다. 니시차를 마시는 것은 이처럼 굉장히 중요하다.

니시차는 몸속에 들어가면 첫째로 혈관 청소를 한다.

이는 니시차에 들어 있는 해조추출물의 역할 때문이다. 감태, 대황,

곰피, 다시마 등에서 추출한 이 물질은 특허를 받은 물질로 나, 오혜숙만의 특별한 건강보조식품이다. UJW-8575팔오칠오는 우리말 '바로 치료'를 흉내 낸 숫자다라고 이름 붙였다. 이 해조추출물 분말은 단식을 하는 동안 혈관 벽에서 녹아내리는 혈전을 분해하는 폴리페놀을 함유하고 있는데, 이는 은행추출물에 비해 항산화능력이 여섯 배 뛰어나고, 녹차추출물과 카테킨보다 서른 배나 큰 항산화 능력을 가지고 있다.

우리 혈관에는 상처가 굉장히 많다. 그런 상처들이 아물면서 딱지가 앉게 되는데, 피가 혈관 속을 지나면서 핏속에 있는 지방이라든지 끈적끈적한 여러 가지 물질이 딱지에 늘러 붙는다. 그러면서 혈관이 조금씩 줄어들고 심하게 되면 혈압이 높아지고 성인병이 심해지는 상태가 된다. UJW-8575는 이러한 혈관 속의 딱지를 말끔하고 깨끗하게 치료해 준다. 그래서 혈관이 깨끗해지고 피가 잘 통하게 된다.

니시차는 공복감을 없애준다.

니시차를 마시면 배가 많이 안고프다. 많은 사람들이 단식이라고 하면 제일 걱정하는 게 배고픔이다. 대체 배가 고파서 단식을 어떻게 하느냐고 다들 그러신다. 니시차를 마시면 배가 고프지 않다. 그러니 그렇게 걱정할 필요가 없다. 물론 2-3일 간은 배가 고프다. 그러나 실제로 배가 고파서 고픈 것이 아니고, 원래 먹던 습관이 있기 때문에, 습관적으로 배가 고프다고 인식을 하는 것뿐이다.

배고프다는 습관적인 의식에서 벗어나는 데는 이틀에서 삼일 정도가 걸린다. 한 2-3일 정도는 습관적으로 그냥 배가 고픈 거다. 먹던 밥을 안 먹으니까 허전한 것이다. 담배를 피우다가 끊으면 금단현상이 생기는 것처럼, 음식물도 먹다가 안 먹으면 그렇게 된다.

간혹 탄수화물 중독증이 있는 사람들이 있다. 특히 여성들 중에 아침에 커피 마시면서 빵을 찍어 먹는 사람, 우아하게 크래커를 찍어 먹는 사람, 이런 사람들은 탄수화물 중독을 갖고 있다고 봐야 한다. 밥 먹고 난 다음에도 빵 먹어야 되고, 밥 먹기 전에도 빵 먹어야 되고, 빵을 많이 먹으니까 뺑뺑해지는 것이다.

이런 사람들은 정도의 차이는 있지만 십중팔구 탄수화물 중독을 갖고 있다고 보면 된다. 이들의 경우에는 특히 안 먹고 참는 것이 굉장히 힘이 든다. 하지만 니시차에는 음식을 참을 수 있고, 허기를 덜 느끼게끔 만드는 천연성분이 들어 있다. 니시차를 마시는 한 그렇게 배가 고프지는 않다.

니시차는 또 활동하는 데 필요한 최소한의 영양분을 공급해 준다.

사람들이 단식을 한다고 하면, '아무것도 안 먹고 일을 계속 해나갈 수 있을까?' 하고 걱정한다. 그러나 백퍼센트 어떤 활동을 해도 상관이 없다.

최근에 단식을 하신 분 중에 모 대학병원 응급실 수간호사인 분이 있었다. 병원 응급실 수간호사라면 잘 알겠지만 8시간 동안 정신이 없는 직책이다. 그런데 그 분도 30일 동안 단식을 했다. 아무 문제없이 가뿐하게 해 내셨다. 그 분이 인내심과 끈기가 있어서 특별히 잘 해낸 게 아니다. 대부분의 사람들은 쉽게 단식을 해낸다. 그렇게 충분히 일상생활을 하면서도 단식을 할 수 있는 건 바로 내가 만든 니시차 덕분이다.

니시차는 따끈따끈하게 해서 마셔야 한다. 오혜숙 생활단식에서 가장 중요한 목표 중 하나가 바로 체온을 높이는 것이다. 앞서 얘기한 것처럼 체온이 1도만 올라가도 우리 몸의 면역력은 5~6배가 높아진다. 단식 중에 체온을 끌어올려서 단식이 끝난 후에도 올라간 체온을 유지하도록 해야 한다. 이것은 내 단식 프로그램이 갖는 정말 중요한 특징이다.

니시차를 따뜻하게 해서 마시는 이 방법은 일본 사람 고다 박사가 개발한 장국단식법을 보고 배웠다. 고다 미츠오 박사는 니시 가츠조 선생의 수제자 중 한 사람이다. 니시차를 따뜻하게 마시면 체지방이 건강하게 연소되고, 요요현상이 나타나지 않는다. 다음에 얘기할 된장차와 같이 한다.

피부는 탱탱하고 요요는 없다 : 된장차

된장은 가장 대표적인 전통발효식품으로 우리 식생활에서 없어서는 안 되는 귀한 음식이다. 콩의 원산지인 한반도에서 콩을 발효시켜서 만든 음식을 오랫동안 먹어온 것은 바람직하고 당연하다.

하지만 안타깝게도 최근에는 그 콩마저 수입해서, 우리의 전통적인 방식이 아닌 화학적인 공정을 거쳐 된장을 만들고 값싸게 유통시키고 있다. 어쨌거나 좋은 된장, 전통적인 방식으로 메주를 만들어 띄우고 장을 담아 숙성시킨 된장은 뛰어난 효능을 가지고 있음이 속속 밝혀지고 있다.

된장의 효능은 크게 다음과 같이 여섯 가지 정도로 정리해 볼 수 있다.

1. 암세포의 활동을 억제하는 항암효능이 있다.
2. 소화 및 흡수 및 배변에 도움을 준다.
3. 간 기능을 높여 준다.
4. 항산화 작용이 강해 혈중 콜레스테롤의 수치를 낮춘다.
5. 과산화지질의 형성을 억제하여 몸의 노화를 예방한다.
6. 혈전을 녹이는 효소가 함유되어 있어 혈관을 깨끗하게 한다. 혈액의 흐름이 원활하도록 돕는다. 이로 인해 동맥경화, 심장병, 뇌졸중 등의 질병을 예방한다.

그냥 그 자체로도 이렇게 훌륭한 전통식품을 나는 단식에 도입했다. 우리가 단식에 쓰는 된장은 3년을 숙성한 것이고, 염도가 12도다. 나는 이 된장을 찾으려고 몇 년을 고생했다. 돈도 어마어마하게 많이 들였다.

우리 된장은 일반 된장이 아니다. 내가 갖고 있는 특허물질, 앞서 말한 UJW-8575를 함유한 된장이다. 잘 숙성된 된장을 동결건조해서 미세한 가루로 만들었다. 그래서 따뜻한 물만 부으면, 잘 녹아서 젓지 않고도 바로 마실 수 있다. 하지만 이렇게 만드는 게 결코 쉬운 일은 아니었다.

된장이 본래 가지고 있는 구수한 맛과 향을 그대로 살리기 위해서 수많은 시행착오를 거쳤고 돈도 많이 들어갔다. 그리고 좀 더 나은 된장차를 만들기 위한 연구와 실험은 계속되고 있다.

단식 기간 동안 된장차를 마시는 효과는 엄청나다. 위에 적어 놓은,

된장이 원래 가진 여러 기능이 극대화되어 나타난다. 게다가 장국은 1일 200칼로리를 공급하기 때문에 근육이 야위지 않는다. 대신 지방만 연소시킨다. 이것이 바로 오랜 단식 후에도 피부가 처지지 않는 비결이다. 영양을 공급하면서도 위산은 분비되지 않는다. 고형식이 아니기 때문에 소화시키기 위한 체내 공정이 작동하지 않는 것이다. 된장차는 정말 단식을 위한 환상적인 식품이다.

단식하는 동안에는 된장차를 아침, 점심, 저녁으로 먹는다.

단식하는 동안 밥 대신 된장차를 먹는다고 생각하면 된다. 된장차 한 숟가락을 넣고 뜨거운 니시차를 종이컵 2/3정도 넣어서 마신다. 된장차를 따끈하게 타서 후후 불어가며 홀짝홀짝 마시면 된다. 단식하는 때가 설사 한여름이라도 된장차는 꼭 따뜻하게 마시는 것이 중요하다. 니시차를 따뜻하게 마시라고 하는 것과 똑같은 원리다.

또한 된장차는 맛이 짭짤해야 한다.

물을 많이 타서 싱겁게 마셔서는 안 된다. 짭짤해야 간을 맞출 수 있다. 짭짤하게 간을 맞춰야 위가 개선된다. 그리고 그래야 피의 흐름이 활발해지면서 단식의 효과가 극대화된다.

단식하는 동안 똑같은 된장차가 맛이 자꾸 변하기도 한다. 처음엔 따끈하고 구수해서 맛이 좋다가 어떤 시점이 되면, 사람에 따라 쓴맛이 강하게 느껴지기도 하고, 또 어떤 사람은 역하다고 느끼기도 한다. 몸 상태가 안 좋을수록 된장차에서 느끼는 역겨움의 정도가 심하다. 때로는 도저히 못 먹겠다고 하소연을 하기도 한다.

하지만 어떤 일이 있어도 된장차는 꼭 빼먹지 않고 먹어야 한다. 단식 기간 내내 빼먹지 말고 꼭 먹어야 한다. 오혜숙 생활단식을 하면서 된장차를 안 먹으면 절대 안 된다. 왜 그럴까?

사람들에게 보통 단식하고 나서 가장 염려되는 부분이 뭐냐고 물으면 '요요'를 든다. '요요', 굶는 동안 빠졌던 살이 먹기 시작하면 바로 다시 돌아와 버리는 현상을 말한다. '요요'만 아니라면 얼마든지 단식을 할 의사가 있지만, 문제는 요요가 안 일어날 리 없다는 데 있다. 그러니까 만일 요요만 안 일어난다면 단식은 아주 '해피'한 것이다.

'요요'의 마지노선은 내가 단식 시작하기 전의 체중이다. 그런데 애석하게도 '요요'가 일어나면 꼭 그 체중이 넘어가 버리고 만다. 그래서 조금 있다가 또 다이어트를 시도하고, 그보다 또 더 넘어가고, 어쩔 수 없이 다시 다이어트를 하는 식으로 그렇게 계속 실패를 하게 되면, 사람들은 절대 단식을 안 하려고 한다. 해보면 고생은 고생대로 하고 손해만 보기 때문이다.

'요요'가 일어나는 원인은 잘 알려져 있듯이 매우 간단하다. 빠져야 할 지방이 안 빠지고 빠져서는 안 되는 근육, 즉 단백질이 빠져버리기 때문이다. 우리 몸이 굶으면 절대 지방이 먼저 빠지지 않는다. 이게 문제다. 단백질이 먼저 빠진다.

내가 원하는 지방은 안 빠지고, 단백질이 제일 먼저 빠지니까, 닷

새나 열흘 굶고 나면 허벅지가 헐렁헐렁해진다. 지방이 남고 단백질만 빠져 허벅지가 헐렁해지면, 기초대사량이 떨어진다. 예를 들어 전에는 하루 기초대사량이 2,200키로 칼로리였는데, 근육량이 줄면서 2,000이나 1,900으로 뚝 떨어지는 것이다.

그런데 다이어트 끝나고 난 다음에 원래대로 먹으면, 기초대사량이 떨어져 있기 때문에 먹는 대로 살이 된다. 여기서 더 큰 문제는 다시 먹어서 찌는 살이 근육이 아니고 지방이 된다는 점이다. 몸은 이렇게 해서 점점 망가져 버린다.

된장차는 니시차와 함께 요요를 원천적으로 막아준다.

이것이 된장차를 반드시 마셔야 하는 이유다. 내 프로그램에 따라 단식을 마친 사람들은, 정말 자신 있게 말하는데 10킬로그램 이상 감량을 하고서도 얼굴 피부가, 주름이 오히려 줄어들고 더 탱탱해진다. 근육이 아니라 지방을 건강하게 연소시켰기 때문이다. 이는 단식 전후 인바디를 통해서 확연하게 알 수 있다.

덧붙여서 된장차를 꼭 마셔야 하는 이유가 하나 더 있다.

일반 다이어트의 경우 몸무게는 줄었는데 면역력이 떨어지는 현상이 일어날 수 있다.

다이어트가 끝났는데 입안에서 냄새도 나고, 상처들도 생겨나기 시작하고, 잇병이 끊이질 않는다. 심지어 여성분들 같은 경우에는 질염도 많이 생긴다. 면역력이 떨어져 있기 때문이다. 상처가 생기면 그것이 회복되는 시간이 평상시보다 훨씬 더 길어진다. 된장차는 이런 면역력 저하를 막아준다.

된장 속 푸른곰팡이는 페니실린과 같은 항생제 역할을 한다. 또 해조추출물 UJW-8575는 위암에 효능을 나타내는 '후코이단'이란 물질을 함유하고 있어서, 심지어 위궤양환자도 생활단식을 할 수 있다.

마지막으로 나의 된장국 단식의 또 다른 장점은 숙변이 잘 빠진다는 것이다.

이는 된장에 들어 있는 염분이 완하제緩下劑*로 작용하기 때문이다. 이 염분 때문에 단식 중에 혹 부기가 생길수도 있지만, 이것은 회복식 3~4일이 지나면 가라앉는다. 자연스럽게 염분이 수분과 함께 빠져나가기 때문인데, 바로 그 이유로 단식 후에도 오히려 체중이 준다.

똥을 무르게 배출하게 하거나 설사하게 만드는 약. 준하제(峻下劑)보다 약한 변비 치료약을 말한다.

단식이 쉽다 :
현미조청, 소금사탕

　단식하는 동안은 현미조청이 밥이다. 밥숟가락으로 한 숟가락씩 세 끼 먹는다. 조청이 밥이고, 된장차가 국인 셈이다. 단식이 일상생활에 영향을 주지 않도록 하려면 최소한의 양분을 공급해 줘야 한다. 단, 소화기관이 쉬어야 하기 때문에 위산을 유발해서는 안 된다. 이 역할을 기가 막히게 해내는 식품이 바로 우리 전통식품인 현미조청이다.

　조청은 쌀과 엿기름으로 만든다. 엿기름은 보리를 싹 틔워 말려서 만드는데, 분말을 내어 물과 함께 혼합하여 일정 온도를 유지시켜 주면 천연 발효제가 된다. 곡물에 들어있는 전분탄수화물을 엿기름으로 발효시켜 당으로 만들고, 열을 가해 수분을 날려버리고 농축하면 조청이 된다. 조청을 더 가열해서 더 농축시키면 엿이 된다.

　이렇게 만든 조청은 종합효소이고 훌륭한 음식이며 천연조미료다.

조청을 먹으면 자연의 에너지와 천연 영양분을 알뜰하게 섭취할 수 있을 뿐만 아니라 혈액이 맑아지고 세포가 재생되어 체질을 바꿔 준다고 할 만큼 우수한 효능을 가지고 있다. 조청은 단맛을 가지고 있지만, 당수치가 높은 당뇨환자들이 먹어도 좋은 식품이다.

조청은 위장병을 치유한다.

위장에 어떤 이유로든 상처가 나면 잘 낫지 않는다. 이유는 위산 때문이다. 상처 난 위장벽이 재생되려면 단백질이 작용해야 하는데, 위산에 포함된 단백질 소화효소가 이를 방해한다. 헐어 있는 자리에 딱지가 앉지를 못한다. 위산이 녹여 버리기 때문이다. 그렇기 때문에 웬만해서는 위장병이 나을 수가 없다. 유일한 방법은 위산이 분비되지 않게 하는 것이다. 단식을 하면 위장병이 낫는 것은 바로 이런 원리 때문이다. 그런데 조청도 똑같은 역할을 한다.

탄수화물은 입안에서부터 소화가 이루어진다. 침 속에 들어 있는 아밀라아제란 효소가 탄수화물을 포도당으로 바꾼다. 아밀라아제는 밥보다는 죽일 때, 뜨겁거나 차가울 때보다는 적당히 따뜻할 때 잘 작용한다. 입안에서 미처 소화되지 않은 탄수화물은 위 속에 들어가서 위에서 나온 소화효소에 의해 포도당으로 바뀐다.

조청은 이와 똑같은 원리로 만들어진다. 아밀라아제란 효소가 탄수화물을 포도당으로 만드는 과정이나 엿기름이 곡물에 들어 있는 탄수화물을 포도당으로 바꾸는 것이 원리적으로 동일하다. 결국 탄수화물을 미리 포도당으로 바꾼 조청은 이미 소화가 된 탄수화물인 셈이다.

그래서 조청은 아무리 먹어도 위액이 나오지 않는다. 따라서 조청을 먹는 것은 위장이 할 일을 외부에서 미리 해가지고 먹는 것이기 때문에, 조청이 들어와도 위장은 할일이 없다. 조청을 먹으면 양분을 섭취하면서도 위는 쉬게 된다. 그 사이에 위장이 위산의 방해를 받지 않고 세포를 재생하면서 새롭게 탄생하게 된다. 이런 원리로 조청을 먹으면 위장병이 치유된다. 단식을 하면서 조청을 먹으면 그 효과는 몇 배로 증폭된다.

일상 생활을 충분히 해내면서 단식을 하기 위해 이미 소화된 밥, 조청을 먹게 했고, 여기에 덧붙여서 편하게 휴대하고 다닐 수 있는 간식도 마련했다. 미네랄 소금 사탕이 그것이다.

엿은 농축된 조청이다. 음식을 눈앞에 두고 정말 참기 힘들 때 입에 넣고 우물거리면 위안이 된다. 특히나 저혈당이 일어나는 사람들은 사탕이나 엿을 늘 주머니에 가지고 다니시면서, 저혈당이 일어날 것 같다 싶을 때 먹으면 된다.

어떤 사람들은 엿이 맛있으니까, 이걸 그냥 대놓고 먹는 사람도 있다. 그러나 그건 안 된다. 보통 필요하면 하루 대여섯 개, 한 끼마다 두어 개 정도 먹으면 된다. 그렇다고 해서 꼭 두 개가 표준은 아니다. 각자 상황에 따라 먹으면 된다. 어떤 사람들은 엿이나 사탕을 아주 끔찍하게 싫어하기도 하는데, 상관없다. 안 먹으면 그만이다.

다만 단식을 하면 순간 혈당이 떨어져서 어지러울 수가 있다. 이럴

땐 얼른 조청을 한 숟가락 먹어 당을 보충해 주면 거짓말처럼 증상이 멈춘다. 허기지거나 속이 좀 쓰리다 싶을 때 또는 두통이나 다른 통증을 느낄 때는 된장차를 마시면 된다.

•단식할 때 주의 사항

1. 단식은 짧은 단식을 여러 번 반복하는 편이 좋다. 한 번의 단식으로 모든 병을 일소하겠다는 욕심을 내선 안 된다.
2. 단식을 거듭할수록 나태해지고 규율을 지키지 않는 사람이 많다. 할 때마다 처음처럼 조심스럽게 해야 한다.
3. 숙변이나 고변 등 내용물이 빠져 장이 급격히 줄어들면 장이 협착할 우려가 있으므로 니시차와 된장차를 꾸준히 잘 마셔야 한다.
4. 커피관장을 반드시 해야 한다. 단식 중에는 장의 연동운동이 중지되기 때문에 관장을 하지 않고서는 유해물질을 배출할 방법이 없다. 노폐물이 배출되지 않고 그대로 잘록창자결장에 남아 있으면 신장과 장기 등에 부담이 크며, 장해까지 일어날 수 있다. 따라서 가능하면 아침에 1회, 저녁 잠자기 전에 1회, 이렇게 1일 2회 커피관장을 해야 한다.
5. 단식 중에는 약물·영양제·담배·술·커피 같은 것을 일절 금해야 한다.
6. 단식을 끝내면 몸도 좋아지고 병증이 호전되어 좋다고 기뻐한

다. 그런데 2~3개월이 지나면 병이 다시 악화되는 경우가 많다. 그 원인은 대부분 과식이나 폭식이다. 단식이 끝난 후에도 적게 먹는 습관을 붙이는 것이 매우 중요하다. 진정한 단식의 성공은 공복을 즐기게 되는 데 있다. 그리고 적게 먹는 습관을 만들어 내는 데 있다. 단식하는 동안 이 점을 마음 깊이 잘 새겨야 한다.

단식 중 금지 사항

1. 성생활은 단식일수의 5배 이내 기간에는 피한다.
2. 술·담배·약물·영양제·커피·청량음료는 피한다.
3. 특히 주사는 절대 안 된다. 매우 위험하다.
4. 온욕·칫솔·면도·화장품·에어컨·선풍기·온풍기 사용을 피한다. 단, 부드러운 칫솔로 죽염이나 구운 소금, 천일염 등을 사용하는 것은 괜찮다.
5. 폭력적인 영화나 드라마, 긴 대화, 과격한 운동, 정신과 신경의 과로 같은 것도 금물이다.

알아두기

명현(暝眩)반응과 호전반응

　명현반응은 단식 기간 중 거의 모든 사람에게 나타나는 일반적인 반응들로 잠시 나타났다가 사라진다. 다만 질병이 있는 경우, 몸이 스스로 이를 치료하는 과정에서 아주 심하게 나타날 수도 있다. 심할 경우에는 전문가의 도움을 받아 적절한 조치를 취하는 것이 좋다. 그러나 대부분 너무 걱정하지 않아도 된다. 몸은 스스로 정화하는 능력이 있기 때문이다.

　질병이 오래된 경우에는 명현반응이 심하게 나타나거나 수족이나 관절에 신경통이 나타나기도 한다. 축농증을 앓고 있는 경우에는 고름이 흐르고 두통이 생긴다. 전에 없었던 새로운 증상이 나타나도 '더 나빠지는 것이 아닌가?' 하고 걱정할 필요가 없다. 때로는 병이 재발되거나 다친 곳이 다시 아프기도 하고, 위장환자에게는 구토와 메스꺼움이 나타나기도 하며, 특히 위하수_{위가 늘어진 병}의 경우에는 단식 중기에 구토가 나타난다.

　명현반응이 심해지면 단식 중인 사람은 당황하거나 주위의 권유로 병원을 찾게 되고, 응급 조치를 받는데 주사를 맞을 경우 쇼크로 생명이 위험할 수도 있다. 이런 경우에는 단식을 알고 있는 의사의 도움은 좋다. 이런 경우, 지압 찜질이나 마사지 같은 방법으로 명현반응을 완화할 수 있는 전문가의 도움을 받아야 한다.

단식 중에 특이반응이 나타날 수도 있다. 특이반응은 말 그대로 특이한 반응이다. 자가중독 증상일 수도 있다. 이때는 단식을 중단하고 전문가의 도움을 받아야 한다. 뿌리 깊은 병이 있거나 매우 쇠약한 환자, 특히 위장병이 극히 심한 환자에게 나타난다. 단식은 만병통치 수단이 아니다. 체질적으로 단식이 어려운 경우에는 단식을 피해야 한다. 심한 중환자의 경우에는 특이 반응에 조심해야 하며 단식을 중단해야 한다.

명현반응은 인체가 제독하는 중에 일어나는 호전반응이다. 당황하지 말고 충분히 휴식을 취하고 커피관장과 같은 해독요법을 병행하면 시간이 지나 저절로 사라진다. 단식하는 사람들이 가장 빈번하게 호소하는 명현반응과 처치법은 아래와 같다.

1. 발진과 가려움

피부를 통한 제독과정이다. 간장의 해독작용과 피부의 배설작용이 원활하지 않을 때 발생한다. 커피관장으로 해독작용을 돕고 냉온욕으로 제독을 돕는다. 가려움증이 심할 때는 죽염과 꿀을 동량으로 개어서 마사지한다. 피부에 염증이나 상처만 없다면 이 방법은 아주 효과적이다. 주로 오랜 기간 약을 복용했거나 피부질환과 간질환이 있는 사람한테 많이 나타난다.

2. 부종(붓기)

심장이나 신장이 약한 사람은 얼굴이나 다리가 부을 수 있다. 신장이 약한 사람은 얼굴, 특히 눈 주위가 자주 붓고, 심장이 약한 사람들은 다리나 발등이 부을 수 있다. 이뇨제를 자주 복용해서 신장기능이 약해진 사람도 부을 때가 있다.

3. 졸림 · 무기력증

산성체질이 심했던 사람 중에는 생식 복용 중 처음에는 피로감이 완전히 사라져서 몸이 가뿐하다가 한두 달 뒤에는 오히려 졸리거나 무기력증이 생긴다는 사람이 있다. 조직속의 나쁜 지방이나 오래된 세포가 교체되는 중에 생기는 명현반응이다. 쌓인 독이 많을수록 이러한 증상이 오래간다. 금기식품을 철저히 지켜서 인체의 제독과정 중 더 이상 독을 쌓지 않도록 해야 한다. 과로하지 말고 충분한 휴식으로 신체의 제독과정에 부담을 주지 않는다. 땀이 조금 날 정도의 적당한 운동은 도움이 된다. 당뇨환자나 통풍, 생리통 환자들에게서 많이 나타난다.

신체 기관별로 나타나는 명현반응 호전반응 증상을 살펴보면 다음과 같다.

1. 간 : 가려움, 발진, 구토

2. 위 : 답답함, 미열, 구토, 설사, 몸살

3. 심장 : 전신통증, 어지러움, 두근거림

4. 신장 : 무기력증, 부종

5. 폐 : 기침, 가래, 콧물

CHAPTER 4

오혜숙 생활단식 프로그램(2) - 회복식과 조절식, 월단식과 소식

01 단식 후의 특징
02 몸이 다시 태어나는 시간 : 회복식
03 가장 좋은 음식으로 새 몸을 채운다 : 우주를 담은 밥상
04 신선(神仙)의 세계에서 다시 인간의 세계로 : 조절식과 마무리 단식
05 짧은 단식, 큰 만족 : 월(月)단식
06 매일하는 한 끼 단식 : 소식

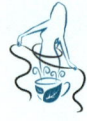 오혜숙 생활단식 프로그램(2) - 회복식과 조절식, 월단식과 소식

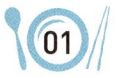

단식 후의 특징

회복식은 10일 동안 한다. 허물을 벗어낸 장이 회복하는 시간이다. 이 기간 동안에는 아주 조심스럽게 최고의 양분을 섭취한다. 회복식이 끝나면 조절식으로 들어간다. 한 달 동안 한다. 조절식은 말하자면 이유식이다. 조절식은 회복식을 마친 후, 정상적인 일상 식사로 넘어가는 징검다리 역할을 한다. 누차 얘기하지만 단식의 진짜 어려움은 회복식과 조절식이다. 먹기는 먹는데 먹는 것 같지 않아서, 마구 먹어버리고 싶은 그 강렬한 욕구를 이겨내고 참아내기가 참 어렵다. 우선 어렵다는 건 염두에 두고 시작해야 한다. 하지만 전통적인 단식법에 비하면 내가 마련한 생활단식은 굉장히 쉽다. 누구든지 조금만 굳세게 마음을 다잡으면 다 성공할 수 있다.

단식 후에는, 식욕이 하늘을 찌른다. 그동안 굶주렸던 세포들이 영양을 달라고 아우성을 치는 건지 정말 참을 수 없이 먹고 싶어진다.

그러나 밀려오는 식욕을 조절하지 못하면 힘들게 한 단식이 말짱 도루묵이 된다. 이렇게 식욕을 조절하기 힘든 이유는 미네랄과 식이섬유가 부족하기 때문이다. 미네랄과 식이섬유의 부족을 기억해야 한다.

니시차를 충분히 마시면 어느 정도 식욕을 조절할 수 있다. 니시차에는 미네랄이 풍부하기 때문이다. 그러니 식욕을 조절하기 힘든 사람일수록 니시차를 충분히 마셔야 한다.

그리고 먹는 음식은 가공식품이 아닌 자연 식품 위주로 바꿔야 한다. 곡식과 채소에는 식이섬유와 미네랄이 풍부하여 체내 식욕조절 시스템이 정상 가동하게 된다. 다만, 하얗게 도정한 흰쌀·흰밀가루·흰설탕 등은 자연식품이라도 비타민과 미네랄이 부족하기 때문에 좋지 않다. 이런 음식을 먹으면 우리 몸은 부족한 영양을 채우기 위해 자꾸 허기를 유발한다. 그러면 식욕조절이 어려워 마구 먹게 되고, 잠시 후면 단식 이전의 몸으로 돌아가게 된다.

회복식은, 다음에 설명할 '우주를 담은 밥상'으로 하면 참 쉽다. 우주를 담은 밥상에는 비타민과 식이섬유가 충분히 들어 있기 때문에 식욕을 쉽게 조절할 수 있다. 그래서 회복식 성공확률이 월등히 높아진다.

단식이 끝난 직후는 새로운 식습관을 들일 수 있는 세상에 다시 없는 좋은 기회다. 새 몸으로 태어났기 때문에 새로운 습관을 들이기가 비교적 쉽다. 몸은 이미 바뀌었기 때문에 마음만 바꾸면 된다.

올바른 식습관이란 몸에 내장된 생체시계에 따라 먹는 것, 즉 몸의 자연적인 흐름에 맞춰 먹는 것을 말한다.

우리 몸에게 밤은 자야 하는 시간이듯이, 아침은 배출하는 시간이다. 그래서 오전 불식不食, 즉 오전에는 먹지 않는 게 맞다. 점심 한 끼는 생식으로 한다. 저녁은 버섯과 채소 위주의 자연식으로 한다. 이것이 올바른 식습관이다. 이렇게 하면 다시 비만으로 돌아가는 일은 없다.

그리고 현미 오곡밥과 된장국, 생채소를 매끼 250g이상 먹으면 단식 후 부족한 영양을 보충할 수가 있다. 두부를 듬뿍 넣으면 단백질과 칼슘도 걱정 없다. 견과류를 많이 먹는 것도 채소에 부족한 단백질을 보충하는 아주 과학적인 방법이다. 유기농 채소도 미네랄과 비타민 같은 영양의 함량이 높아 식욕 조절에 도움이 된다.

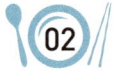

몸이 다시 태어나는 시간 : 회복식

우리의 소화기관은 일생동안 무리한 중노동에 시달린다. 평소에 우리 몸은 소화와 흡수에 엄청나게 많은 에너지를 소모한다. 특히나 요즘 사람들은 옛날에 비해 더 자주, 끊임없이 먹기 때문에 소화흡수에 관련된 장기들, 즉 위와 작은창자 큰창자, 간 등은 편히 쉴 수가 없다. 장기가 쉴 수만 있다면 질병도 스스로 치료해 낼 텐데 쉴 틈을 주지 않기 때문에 불편한 상태로 살아가는 것이다.

그러나 단식을 하면 소화기관이 쉴 수 있다.

단식이 시작되면 일할 필요가 없어진 소화 관련 장기들은 편안히 쉬면서 자가 치료의 과정으로 들어가게 된다. 휴가가 시작되면 맨 먼저, 에너지를 엄청나게 소모하는 소화액프티알린, 트립신 등 약 20여 종과 소화효소 등의 생산을 줄이거나 멈춘다. 회복식을 하는 이유가 바로 여기에 있다.

단식 기간 동안 일하지 않던 빈속에 많은 양의 음식이 갑자기 들어가면 우리 몸은 소화액이 없어서 음식을 소화시킬 수가 없다. 갑자기 많이 먹으면 그래서 문제가 생긴다. 그것도 큰 문제가 생긴다. 그래서 단식 후에는 반드시 회복하는 식사, 즉 회복식을 해줘야 한다.

회복식을 하는 동안 우리 몸의 소화기관은 깊은 휴식에서 깨어나 점차 원상태로 돌아온다. 단식 전의 망가진 상태가 아니라 막 태어났을 때와 같은 생생한 옛날로 아예 돌아간다. 회복식을 하는 동안 우리 몸이 다시 만들어지는 것이다.

그렇다면 몸이 다시 만들어지는 회복식 기간 동안, 이 중요한 때에 뭘 먹어야 할까? 세상에서 가장 좋은 음식, 우리 몸에 가장 필요한 것, 우리 몸에 가장 좋은 영양분을 공급해 주어야 한다. 그게 무엇일까? 깊게 연구하고 열심히 공부해서 얻은 결론이 바로 생채식이다.

생식生食이라고 하면 두 가지 의미가 있다. 하나는 익히지 않고 날로 먹는다는 의미이고, 다른 하나는 죽이지 않고 산 채로 먹는다는 의미이다.

가장 좋은 방법은 곡식과 채소를 매일 산 채로, 날것으로 30여 가지를 꼭 꼭 씹어서 먹는 것이다.

곡식은 열매이자 씨앗이다. 식물은 때가 되면 뿌리부터 줄기, 이파리까지 자기가 가진 모든 생명력을 모아 열매를 맺고 씨앗을 만든다. 씨앗은 땅에 떨어져 적당한 온도와 습도에 처하면 새싹이 트고 자라난다. 살아 있는 생명체인 것이다.

그러나 열매를 맺어 씨앗을 남긴, 할 일을 다한 식물의 몸체는 허깨비나 다름없다. 모든 생명력을 씨앗에 내주었기 때문이다. 그것은 이내 소멸한다. 이처럼 곡식이라고 하는 것은, 동양의학의 경전인 『황제내경』에서 표현한 것처럼 '사계절의 정기를 모아 결실되었고, 다음 해에 싹이 틀 수 있는 생명력이 잠재'되어 있는 생명의 결정체다.

이러한 곡식을 높은 온도로 가열하거나 부수지 않고, 그냥 살아 있는 채로 먹으면, 인간에게 최고의 양식이 된다. 현대 영양학에 따르면, 생식을 하면 익힌 음식을 먹는 것보다 6배 정도 풍부한 영양을 흡수할 수 있다고 한다.

생식을 하면 또 하나 좋은 점은 많이 먹을 수 없다는 점이다. 입에 착착 감기는 감칠맛이 없어서 많이 먹지 못한다. 자연히 소식少食을 하게 된다. 그래서 생식을 하면 과식으로 인한 모든 피해에서 벗어나고, 식곤증 따위에 시달릴 필요가 없어진다. 그러면 우리 몸은 소화와 흡수에 소모할 엄청나게 많은 에너지를 아낄 수 있어 항상 생명력이 넘치게 되고, 나이를 먹어도 건강한 상태를 오래도록 유지할 수가 있다.

채소나 과일은 우리나라 사람들이 많이 먹는 편인데, 주의해야 할 점은 뿌리채소와 잎줄기채소와 열매채소를 적절하게 조화시켜 먹어야 한다는 점이다. 그리고 기왕이면 화학비료나 농약에 노출된 비대한 것들 말고, 작고 벌레 먹고 못났더라도 유기농산물을 골라 먹는 편이 낫다. 그리고 이것을 날로 먹거나 살짝 데쳐서 먹는 것이 좋다.

그냥 여기까지만 얘기하고 끝내면 사람들은 "생곡식이나 생채소 30여 가지를 매일 먹으면 몸에 좋다는 것을 누가 모르나? 하지만 그렇게는 시간이 없어서도 못 먹고, 맛이 없어서도 못 먹는데. 사람이 어떻게 먹는 즐거움 없이 살아간단 말인가?"라고 역정을 낼 것이다.

그렇다. 모두가 바쁘게들 살아가고 있으니 짧은 시간 안에 이 모든 걸 아주 간편하게 먹을 수 있어 한다. 그래서 내가 우주를 담은 밥상을 직접 설계해서 만들었다. 회복식은 이걸로 하면 될 것이다.

가장 좋은 음식으로 새 몸을 채운다 : 우주를 담은 밥상

우주를 담은 밥상은 회복식으로 기, 천, 혈 3단계로 나눠져 있다. 이것들은 각기 현미찹쌀, 현미, 보리, 밀, 알파옥수수, 쌀겨, 대두, 자이리톨, 당근, 올리고당, 율무, 양배추, 해조추출물, 단호박, 고구마, 천일염, 검정콩, 다시마, 밤 분말, 토마토, 케일, 연근, 청국장, 시금치, 딸기, 차조, 유자, 연근, 마늘, 부추, 사과, 도라지, 산삼배양근 분말, 아사이베리, 밀순, 가시오갈피, 보로콜리, 무청, 수수, 파래, 진피, 우엉, 참깨, 미나리, 홍화씨, 매실, 돌나무 등으로 만들어졌다. 이렇게 다양한 원재료를 눈으로 쓱 훑고 지나가지 말고 재미 삼아 소리 내서 단숨에 쭉 읽어보시기 바란다. 그래야 이게 얼마나 골고루 잘 들어가 있는지 실감이 난다.

인체가 생명을 유지하기 위해 하루에 필요한 영양소는 50가지 이상이다. 이들 영양소를 다 섭취하려면 식품 종류가 30가지 이상 되어야 한다. 우주를 담은 밥상에는 현미·보리·밀·콩 같은 도정하지 않은 곡식들과 녹황색 채소, 담색채소 등 여러 가지 빛깔의 채소와 과일이 골고루 들어 있다. 좀 더 자세히 얘기해 보자면, 앞서 소개한 해조추출물 UJW-8575가 분말형태로 들어가 있고, 여기에 각종 버섯·김·미역·다시마 같은 해조류까지 넣었다.

우주를 담은 밥상을 먹으면 평소에 가공식품을 많이 먹고, 고기를 많이 먹으면서 편식하느라 잘 섭취하지 않았던 곡류·채소류·해조류·버섯류·과일류를 다 아울러서 매일 매끼 먹게 된다. 이런 종합적인 식사는 단식 후에 밀려드는 식욕을 조절하는 데 결정적인 도움을 준다. 내 단식 프로그램이 최대 강점이라 할 수 있다.

단식 후에 줄어든 위는 많은 양의 식사를 받아들이기에는 부담스럽다. 혹시라도 불완전하게 소화된 음식은 몹시 해롭다. 우주를 담은 밥상은 그런 문제를 다 해결해 준다. 우주를 담은 밥상에 들어 있는 곡물과 채소와 해조물에는 각각의 재료들이 본래 가지고 있는 효소가 파괴되지 않고 살아 있다. 이 살아 있는 효소가 완전한 소화를 돕는다. 그래서 생채식은 단식 후에 소화액이 회복되지 않은 우리들의 위에 가장 부담을 주지 않는 최고의 식사가 된다.

요즘은 먹방이 대세다. 쉽고 다양한 조리법을 소개하고, 아름다운 장식으로 진열하는 식탁차림 방법까지, 모두가 이렇게 저렇게 다양하게 맛있게 많이 먹자고 북새통이다. 나는 정확히 요즘 세태의 정반대 방향을 가리키고 있다. 생식은 일부러 맛을 첨가하거나 아름답게 장식하는 것이 일절 없다. 인위적으로 맛을 내고 꾸미지 않아도 그 자체로 아름다운, 자연을 닮아가려고 한다.

우주를 담은 밥상은 최소한의 가공과정을 거치거나 전혀 도정하지 않은 식물성 식품들로 구성했다. 동결건조라는 과학을 접목하여 가공을 최소화했다. 그래서 누구라도 편하고 쉽게 먹을 수가 있다. 단식 후에 직접 회복식을 만들어 먹으려면 복잡하고 많은 준비가 필요하지만, 현대 과학을 접목하여 제품화한 우주를 담은 밥상을 먹으면 쉽고 편하다.

우주를 담은 밥상은 처음 5일간은 점심과 저녁에 한 포씩 먹는다. 아침은 단식할 때처럼 된장차를 마시고 조청을 한 숟가락 먹는다. 우주를 담은 밥상(기) 한 포는 15그램이다. 우주를 담은 밥상을 먹는 가장 좋은 방법은 티스푼으로 하나씩 입에 넣고 오래오래 씹어 먹는 것이다. 충분히 씹어서 천천히 먹는 게 제일 좋다.

그렇게 먹기 어려우면 조금 촉촉하게 현미조청에 개서 먹는다. 그릇에다가 현미 조청을 한 두 숟가락 정도 넣고 잘 갠다. 걸쭉하게까지는 말고, 조금 되다 싶을 정도로 개서 먹는데, 큰 숟가락으로 먹게 되면, 한두 숟가락이면 없다. 그러니 그러지 말고 티스푼으로 조금씩 조금씩 먹는다. 꼭꼭 씹어서, 이걸 다 먹는데, 이때 15분 내지 20분 걸릴 정도로 해서 반포를 먹는다.

이렇게 먹어야 위에 부담이 없다. 위는 이처럼 조금씩 음식을 받아들이면서 서서히 활동을 시작한다. 단식을 하는 동안에는 위가 활동을 하지 않는다. 고형물이 안 들어가기 때문이다. 액상물질들은 위의 활동 없이 바로 통과해서 장으로 들어간다. 우주를 담은 밥상을 먹으면서부터 위의 활동이 시작되는 것이다.

그래서 닷새 간 우주를 담은 밥상(기) 한 포15g를 먹는다. 나머지 5일간은 우주를 담은 밥상(천)을 먹는다. 양을 조금 늘려서 위가 점차 일반적인 식사에 적응할 수 있게 해나가는 것이다.

회복식을 하면서 꼭 해야 할 일이 하나 있다. 회복식 2일째 되는 날에 하는 관장이다. 아침 빈속에 다비움을 미지근한 물 400cc에 타서 마시고, 따뜻한 니시차를 수시로 마셔서 장청소를 해준다. 이는 단식으로 줄어들었던 장이 확장되면서 장운동으로 독소를 배출하는데, 다비움을 마셔서 독소 배출을 돕기 위해 하는 작업이다. 단식 효과를 극대화하기 위해 다비움 복용을 통한 관장은 반드시 해야 한다.

• 회복식을 할 때 주의 사항

1. 단식이 끝나면 내 몸은 '신생아'와 비슷하다는 것을 항상 머릿속에 두고 어떤 음식을 먹든 갓난아기가 먹어도 되는가를 먼저 생각해야 한다. 즉 짠 것, 매운 것, 찬 것얼음 따위, 신 것, 단단한 것, 기름진 것미역국 · 라면 · 도넛 · 튀긴 음식 · 육류 따위, 자극성 있는 음식커피 따위 등은 절대로 먹어서는 안 된다.

2. 위장질환이 있어 명현반응이 심한 사람은 차조 한 큰술에, 쌀 다섯 큰술을 섞어서 죽을 쑤어 3일을 먹고 난 후에, 나머지 기간은 우주를 담은 밥상으로 회복식을 마무리한다.
3. 오전 불식不食을 습관화한다. 앞서도 말했듯이 건강하게 살기 위해서는 아침을 먹지 않는 것이 좋다. 동서양을 막론하고 인류가 하루 세끼를 먹은 건 불과 200년도 안 된다. 하루 두 끼면 족하다. 과식·폭식·간식은 건강의 적이다. 먹는 재미로 살면 후일에 반드시 대가를 치르게 된다. 혀의 노예가 되지 않도록 해야 한다.
4. 단식 후 과일을 먹으면 안 된다. 건강한 사람이라도 사과를 한 개 이상 먹으면 위에 부담을 준다. 그것은 과일에 있는 점액 때문이다.
5. 단식 후 대변이 당분간 안 나오는 경우가 많다. 그러나 그래도 매일 일정한 시간에 반드시 화장실에 가야 된다.
6. 보약이나 한약은 적어도 3개월이 지난 후에 먹어야 한다.
7. 과식을 하거나 짠 것을 먹으면 얼굴과 손발이 붓는다. 이렇게 되면 단식은 실패한 것이 되고 병원 치료나 어떠한 약을 써도 낫지 않는다. 그냥 두면 불치의 병이 되어 평생 고생하는 일도 있다. 이런 경우에는 집에서 2~3일 단식을 해 보고 그래도 원상회복이 되지 않으면 빠른 시일 내에 전문가를 찾아가 자문을 구해야 한다. 단식 후에 과식은 대단히 주의를 해야 된다.
8. 회복기에 배가 많이 고픈 것은 일시적인 현상으로 식욕에 이상 항진이 일어나기 때문이다 위가 좋아진 현상. 조금만 꾹 참아내면 정

상이 된다.

9. 여성은 단식 후에 간혹 시기가 아닌데도 생리를 하거나 전혀 생리를 하지 않는 경우가 있다. 그것 역시 호전반응好轉反應, 즉 좋아지는 현상으로 단식 효과가 계속되고 있다는 증거다. 대개 3~5개월 뒤에는 완전히 정상이 된다. 머리카락이 빠지는 수도 있다. 이것은 머리에 혈액순환이 잘 되어 불량한 것은 빠지고 건강한 머리카락이 나오려는 것이다. 염려하지 않아도 된다.

신선(神仙)의 세계에서 다시 인간의 세계로 : 조절식과 마무리 단식

조절식은 27일 동안 한다. 본단식과 회복식을 거치면서 20일이 흘렀다. 마지막으로 음식 맛을 본지 20일이나 된 것이다. 이쯤 되면 배는 안 고파도 음식이 그립다. 보통 그리운 게 아니고 아주 간절히 그립다.

내 단식 프로그램에서 제일 어렵고 힘든 부분에 드디어 도착했다. 조절식은 생각보다 어렵다. 회복식은 우주를 담은 밥상만 먹기 때문에 식욕이 갑자기 확 일어나지 않는다. 회복식은 어찌 보면 단식의 연장이라고 볼 수 있다.

이제 조절식으로 접어들면 기간도 길고, 입으로 음식이 들어가기 때문에 먹고 싶은 유혹도 훨씬 강해진다. 지금까지보다 더 강인한 의지로 모든 유혹을 이겨내야 한다. 그래야 단식의 효과가 확실하게 나타난다. 조절식까지 확실하게 해서 반드시 원하는 목표를 이루겠다는 다짐을 한 번 더 하고 조절식을 시작한다.

조절식 기간 동안에는 점심이나 저녁 중 한 끼를 골라서 정성껏 잘 차려 먹는다. 버섯구이, 두부, 콩조림, 우엉, 연근 등 자연식품을 채소 위주로 푸짐하게 먹는다. 그렇지만 말이 푸짐하게지, 위가 줄어들어 있어서 많이 먹지 못한다. 80% 정도 찼다는 느낌이 들도록 먹는다.

하지만 과식은 안 된다. 맵거나 짠 음식도 피한다. 아침은 먹지 않는 것이 원칙이다. 아무것도 안 먹는 게 힘들면 된장차와 조청을 먹으면 된다. 나머지 한 끼는 우주를 담은 밥상을 먹는다.

조절식의 핵심은 고기와 각종 유제품, 밀가루로 만든 음식, 식용유, 생과일 등 위와 장의 점액을 유발하는 식품을 피하는 것이다. 우리가 일상적으로 먹는 많은 식품이 이 범주에 거의 다 있다. 소고기, 돼지고기, 닭고기, 우유, 치즈, 요구르트, 라면, 과자, 빵, 케익, 국수, 피자, 햄버거, 튀김, 시리얼 등을 모두 먹어서는 안 된다. 특히 시판되는 거의 모든 음료나 초코렛처럼 설탕이 많이 들어가 있는 식품들도 먹어서는 안 된다. 커피나 홍차, 녹차, 둥굴레차 등 시판되는 각종 차도 마찬가지다.

조심스럽게 먹으면서 이 기간 동안 식사 리듬, 수면 리듬, 배변 리듬, 운동 리듬 등을 조절한다. 이 시기는 단식하는 동안 정말 맑고 가벼웠던 몸이 일상으로 돌아오는 과정이다. 음식이 들어가면서 잠도 조금 많아지고, 음식을 끊었을 때에 비해 몸도 조금 무겁게 느껴진다.

이것은 극히 정상이다. 이슬만 먹고 살아가는 신선의 세계에서, 배를 채우고 살아가는 인간의 세계로 돌아오는 과정이다. 이때 생활습관이나 식습관을 자기가 원하는 대로 잘 들여야 한다. 세 살 버릇 여든 간다는 말이 있는데, 새로 말을 만들자면, 조절식 때 들인 습관이 여든 간다. 이때 들인 습관이 앞으로 내 생활을 지배하게 될 것이다.

27일 동안 정성스럽게 조절식을 하고, 나머지 3일은 다시 단식을 하는 것으로 50일 동안의 긴 단식 프로그램이 마무리된다. 그래서 맨 마지막에 하는 3일짜리 단식 이름을 '마무리 단식'이라 붙였다.

마무리 단식의 효과는 생각보다 크다. 예컨대 본단식과 회복식, 조절식 기간 동안 그렇게 더디게 빠지던 살이 마무리 단식 기간에는 확 빠진다. 인바디를 해 보면 전량 체지방이 빠져나간다. 조절식하는 동안 찌뿌두둥해지려던 몸은 다시 확실하게 가벼워진다. 이때 숙변이 쏟아지기도 한다.

마무리 단식은 내가 생각해내긴 했지만, 이렇게 효과가 좋으리라고는 생각도 못했다. 내가 마무리 단식이 꼭 필요하다고 생각하게 된 건, 고백하자면, 단식을 시작한 초기에 조절식이 너무 어려웠기 때문이다. 길고 짧은 단식을 수십 회 반복한 지금은 물론 그렇지 않지만, 옛날에는 조절식을 제대로 하는 게 무척 힘들었다. 조절식 기간 동안 먹지 말아야 할 걸 자꾸 먹게 되었기 때문이다.

그래서, 조절식 기간에 먹어버린, 먹지 말아야 할 것들을 비워 내는 마음으로 마무리 단식을 시험 삼아 한 번 해 봤다. 그랬더니 그 효과가 얼마나 좋은지 깜짝 놀랐다. 그렇게 내가 몇 차례 경험을 해 보고 마무리 단식이 오혜숙 생활단식 프로그램 속에 자리 잡게 되었다.

여기까지 성공적으로 마치면 이후는 스스로 알아서 할 수 있다. 마무리 단식 후에 과식할 염려는 거의 없다. 이미 아침을 먹지 않는 데 익숙해져 있고, 생채식이나 소식, 자연식이 이쯤 되면 아주 편하게 느껴진다. 마무리 단식 후의 식사는 각자 알아서 하면 된다. 단식하는 동안 몸에 들인 습관은 자연스럽게 일상이 된다.

• 조절식 시 주의 사항

1. 단식 후 먹는 음식에는 설탕, 조미료, 참기름, 소금 등을 넣지 않는 편이 좋다. 단식 후, 단식을 한 효과를 지속시키는 데 방해가 되기 때문이다. 꼭 쓰고 싶다면 아주 적은 양으로 시작해서 조금씩 늘리도록 한다. 특히 여성은 단식 후 당분간 화장품을 쓰지 않으면 얼굴 피부가 매우 좋아진다.

2. 단식 후 식욕이 왕성해지면 많은 것들이 유혹하여 '이것은 마셔도 되지 않을까?', '저것은 조금 먹어도 상관없겠지.', '사과나 귤 한 개쯤이야.' 하는 생각을 할 수도 있는데, 절대 안 된다. 그리고 담배, 커피, 맥주, 소주, 과자, 라면 같은 것들이 춤을 추더라도 조금 더 참아야 된다. 또한 소화가 잘 된다고 마구 먹어서는 안 된다.

규정대로 지키지 않으면 반드시 후회한다. 반면에 잘 지키면 2~3

개월 후에는 멋진 건강체가 된다. 불면증이 있어도 약을 먹지 말고 당분간 참고 견디다 보면 어느 새 정상적으로 잠을 잘 수 있다. 이것도 호전반응이다. 모든 양약은 3개월 안에는 먹지 말아야 한다.

3. 목적했던 체질 개선이 뚜렷하게 나타나지 않거나 계속 이상증상이 있거나 기력이 없고 나른한 상태가 되는 것은 아직도 숙변이 있거나 조절식을 잘못하고 있기 때문이다. 이때는 소식小食을 하면서 다비움을 계속 먹는 것이 좋다. 남아 있는 숙변 배설에 많은 도움이 된다. 다비움은 평생 먹어도 해롭지 않다.

4. 단식을 마친 뒤에 회복식과 조절식을 잘하는 사람은 5kg 정도까지 체중이 더 빠진다. 계속적인 감량을 원한다면 단 음식은 금물이다.

5. 식사 때 음식을 30~60번씩 씹어 먹으면 소화는 물론 위장이 튼튼해진다. 다만 위장에 지나치게 신경을 쓰는 사람은 오히려 교감신경에 긴장을 주어 소화력이 더 둔하게 되고 혈압에 과민한 사람은 그 걱정으로 혈압이 더 높아질 뿐이다. 모두가 신경성, 즉 마음에서 병을 얻는다. 그러니 언제나 감사하고 즐거운 마음으로 생활을 해야 한다.

오혜숙 생활단식 50일 프로그램의 구성

단계	단식 실행 과정	지켜야 할 사항
단식 준비 (1일)	1. 단식 목표와 계획을 짠다. 2. 인바디를 하고, 몸 상태를 상세히 기록한다.	1. 이 책을 읽는다. 단식에 대해 깊이 이해하고 확실한 믿음을 갖는다. 2. 건강하고 아름다워질 미래의 모습을 그린다.
본단식 (10일)	1. 1일차, 5일차에 다비움을 복용하여 장청소를 한다. 2. 아침, 점심, 저녁 : 된장차와 현미조청을 먹는다. 3. 매일 따끈한 니시차 2,500cc 이상을 마신다.	1. 니시차와 된장차 조청을 제외한 어떤 것도 먹지 않는다. 2. 커피관장, 냉온욕, 발목펌프운동, 니시건강 6대 법칙을 매일 충실히 실행한다.
회복식 1 (5일)	1. 2일차에 다비움을 복용하여 장청소를 한다. 2. 아침 : 된장차와 현미조청을 먹는다. 3. 점심, 저녁 : 된장차와 현미조청, 우주를 담은 밥상(기) 1포를 먹는다. 4. 매일 따끈한 니시차 2,500cc 이상을 마신다.	1. 니시차와 된장차 조청, 우주를 담은 밥상을 제외한 어떤 것도 먹지 않는다. 2. 커피관장, 냉온욕, 발목펌프운동, 니시건강 6대법칙을 매일 충실히 실행한다.
회복식 2 (5일)	1. 아침 : 된장차와 현미조청을 먹는다. 2. 점심, 저녁 : 된장차와 현미조청, 우주를 담은 밥상(천) 1포를 먹는다. 3. 매일 따끈한 니시차 2,500cc 이상을 마신다.	
조절식(27일)	1. 아침은 먹지 않는 것이 원칙이다. 힘들면 된장차를 마신다. 2. 점심이나 저녁 중 한 끼를 정해 놓고 우주를 담은 밥상(혈) 1포를 먹는다. 3. 점심이나저녁 중 한 끼를 정해 놓고 곡채식 위주로 잘 먹는다.	1. 과식하지 않는다. 위를 80% 정도만 채운다. 2. 식사 리듬, 수면 리듬, 배변 리듬, 운동 리듬을 조절한다. 3. 모든 고기, 밀가루 음식, 유제품, 튀김, 기름, 과일 등은 일절 먹지 않는다.
마무리 단식 (3일)	1. 1일차에 다비움을 복용하여 장청소를 한다. 2. 아침, 점심, 저녁 : 된장차와 현미조청을 먹는다. 3. 매일 따끈한 니시차 2,500cc 이상을 마신다.	1. 니시차와 된장차, 조청을 제외한 어떤 것도 먹지 않는다. 2. 커피관장, 냉온욕, 발목펌프운동, 니시건강 6대 법칙을 매일 충실히 실행한다.

짧은 단식, 큰 만족 :
월(月)단식

3일 단식과 3일 회복식, 3일 조절식을 매달 한다. 예를 들면 "매월 1, 2, 3일은 단식한다."라고 정해 놓고 6개월 동안 지속적으로 단식을 하는 것이다. 이게 월단식이다.

월단식은 단식할 때의 그 맑고 가벼운 느낌을 잃지 않고 계속 유지하기 위한 방법이다. 그리고 월단식은 자칫 나타날 수도 있는 요요도 확실히 막아준다. 단순히 요요를 막을 뿐만 아니라 놀랄 만큼 쉽게 체중이 줄어든다.

현대사회에서 바쁘고 정신없이 살다 보면, 유전자의 지배를 받아 자기도 모르는 사이에 단식 전의 생활습관으로 돌아가 버리기 쉽다. 굶으면 없어졌던 정신이 돌아온다. 굶으면 정신 '있이' 살 수 있다.

매일하는 한 끼 단식 :
소식

소식의 극치는 오전 불식不食 2식 생활이다. 소식을 실천하는 데 가장 쉽고 빠른 길은 아침을 거르는 일이다. 같은 소식이라도 아침 5, 점심 5, 저녁 5의 비율로 먹는 것이 좋다고 생각할 수 있다. 이론적으로는 물론 맞다.

그러나 전체를 줄여서 5:5:5라고 하는 것은 먹었는지 안 먹었는지 모를 정도가 되어 모두가 실패로 돌아가기 쉽다. 그것은 모든 사람이 한번 정도는 인간답게 먹고 싶다는 욕망이 있기 때문이다. 같은 15라도 아침을 거르고 점심에 7, 저녁에 8을 먹으면 조금은 먹은 것 같은 느낌이 들 것이다. 이것이 성공의 비결이다.

아침을 거르면 안 된다고 하는 것은 잘못된 상식이다. 아침을 먹지 말라고 하면 비난이 쏟아진다. 또 칼로리 영양학 신봉자들한테 뭇매를 맞을지도 모른다.

아침을 먹지 않는 2식생활을 처음 발표한 사람은 미국 임상 의사인 듀이 박사다. 이것이 영국에 상륙하여 아침식사 폐지동맹No-Breakfast Association을 결성했으며, 유럽 각국에 전파되었다. 당시 법률 공부를 하기 위해 영국에 갔던 마하트마 간디가 이를 실천한 것으로도 유명하다.

일본에서는 니시 가츠조가 오전 불식을 전파하기 시작했으며, 우리나라에서는 2식 생활건강법으로 정착했다. 이 조식폐지 2식 주의를 우리나라에 처음 소개한 것은 1974년경이다.

아침을 먹지 않는 식생활의 가장 큰 효과는 활성산소 발생률 감소다.

사람이 들이 마신 산소의 2%가 활성산소로 변한다고 한다. 활성산소는 노화, 암, 고혈압 등 각종 난치병의 원인이 된다. 그동안 활성산소 문제를 해결하기 위해 많은 학자들이 열심히 연구했지만, 아직도 이렇다 할 성과를 거두지 못하고 있다.

그런데 아침식사를 거르면 산소 소비량이 13% 감소한다는 것을 알게 되었다. 아침을 거르면 활성산소가 발생하지 않는 것이다.

다음은 수울리에가 진행한 소변 노폐물 검사를 표로 나타낸 것이다. 몸 안의 독소 배출량을 2식 생활건강법의 효과를 볼 수 있다.

■ 수울리에의 소변 노폐물 검사

식사유형	아침	점심	저녁	독소 배출 비율(%)
조식폐지 2식	X	O	O	100
1일 3식	O	O	O	75
조석 2식	O	O	X	66
1일 1식	X	X	O	127(오후 3~4시)

*수울리에는 프랑스의 의학자이자 약학자

간헐적 단식

* 1Day: 장 청소

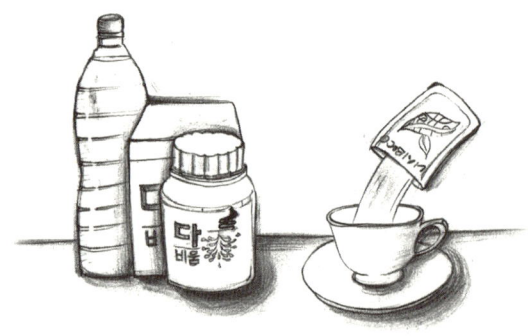

다비움을 복용한다. 화장실 가는 것이 불편하다면 저녁에 퇴근 후 먹는다.

1. 다비움을 생수 400ml에 희석해서 마신다.
2. 끓는 물 700m에 니시차 1팩을 타서 따뜻하게 수시로 마신다.(1일 2,000ml 이상)
3. 다비움을 마신 뒤 2~3시간 후 배 속에 더부룩한 것이 가라앉지 않거나 더욱 개운함을 원한다면 커피관장을 한다.
4. 어느 정도 배 속이 안정을 찾아 허기를 느끼면 식사 대용으로 된장차를 따뜻한 물 150ml에 타서 1잔 마신다.(하루 3번)

2DAY: 본단식

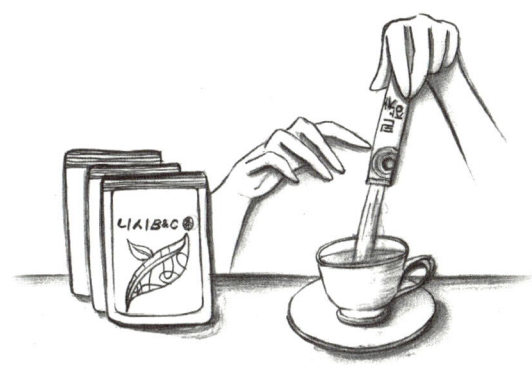

된장차를 마신다. 된장차는 요요현상을 막아주고, 면역력을 길러준다.

1. 된장차를 마시며 하루를 시작한다.
2. 수시로 니시차를 마신다.(1일 2,000ml 이상)

3. 점심에는 된장차를 마신다.

4. 저녁에도 같은 방법으로 된장차를 마시며 수시로 니시차를 마신다.

5. 편한 시간에 커피관장을 한다.(전날 아침에 시작했다면 만 이틀 동안 속을 비우는 단식을 한 것이다.)

3DAY: 회복식

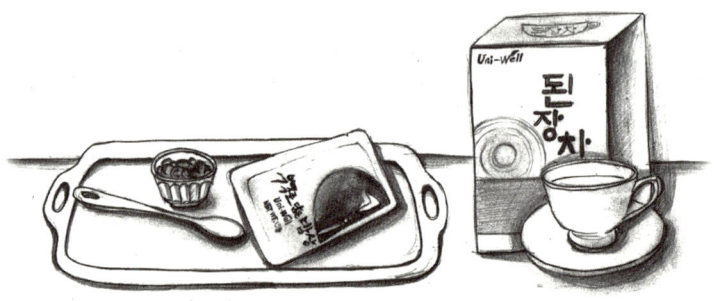

우주를 담은 밥상(천)을 먹는다. 단식 후 밀려드는 식욕을 조절하는 데 결정적인 도움을 줄 것이다.

1. 된장차를 마시며 하루를 시작한다.

2. 수시로 니시차를 마신다.(1일 2,000ml 이상)

3. 점심에는 우주를 담은 밥상(천)을 조금 되게 개어 꼭꼭 씹어 먹는다. 된장차와 함께 먹는다.(기호에 따라 조청을 5g 정도 첨가해도

좋다.)

4. 저녁도 점심과 같은 방법으로 실행한다.(커피관장은 편안한 시간에 하면 된다.)

• 4DAY: 조절식

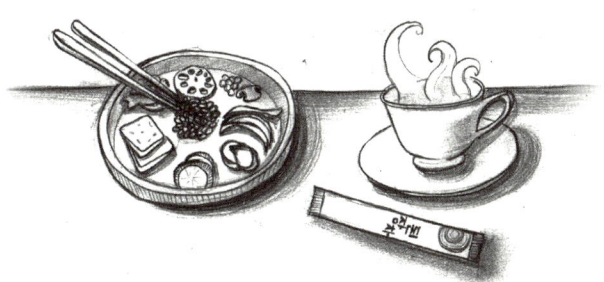

가벼운 식사를 시작한다. 오전 불식不食 2식 생활을 권장한다.

1. 된장차를 마시며 하루를 시작한다.
2. 점심은 어제처럼 하면 된다.
3. 저녁은 가볍게 자연식 위주의 소식을 하면 된다.
4. 일반식 때도 자연식 위주의 식사와 소식을 하면 좋다.

CHAPTER
5

단식 중에 꼭 해야 할
생활건강 요법들

01 막스 거슨식 커피관장법
02 니시 선생이 집대성한 6대 건강법칙
03 발목펌프운동

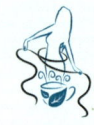 단식 중에 꼭 해야 할 생활건강 요법들

막스 거슨식 커피관장법

생활단식 중에 반드시 해야 하는 생활건강요법이 세 가지 있다. 단식 중에는 선택의 여지가 없다. 무조건 해야 한다. 첫 번째는 막스 거슨의 커피관장법이고 두 번째는 니시 선생이 집대성한 6가지 건강법이고 세 번째는 발목펌프운동이다. 하나하나 살펴보자.

단식 중에는 반드시 관장을 해야 한다. 장이 연동운동을 해서 속에 든 걸 내보내야 하는데 음식이 더 이상 장에 들어가지 않기 때문에, 속에 든 걸 밖으로 끌어 낼 방법이 없다. 그래서 관장을 꼭 해야 한다. 전통적인 생수단식의 경우, 마그밀 수산화 마그네슘을 먹거나 소금물을 마시거나 생수관장 등을 한다.

나는 단식의 효율을 극대화하는 방식을 찾다가 막스 거슨 1881~1959

식 커피관장법을 선택했다.

단식을 하면서 실행하는 커피관장은 일석이조다. 말 그대로 도랑 치고 가재 잡는 격이다. 숙변을 씻어낼 뿐만 아니라 간 해독까지 해낸다.

막스 거슨은 독일계 미국 의사로 거슨 요법이라 불리는 대체의학 체계를 만들어, 당시로서는 불치병에 가까웠던 결핵환자와 말기암 환자를 치료한 훌륭한 의사였다. 거슨 요법은 유기농 채소즙과 곡식으로 구성된 무염식이와 제독을 위한 커피 해독이 가장 큰 특징인데, 나는 거슨 박사에게서 커피 해독 요법을 얻어 와서 쓰고 있다. 효과가 아주 뛰어나다.

커피 해독의 원리는 아주 간단하다. 대장에서 간으로 통하는 직항로를 이용해서 커피의 특별한 화학성분을 소화기관을 거치지 않고, 곧바로 간으로 보내서 간을 자극해 간의 해독력을 극대화시킨다는 것이다.

거의 2미터에 달하는 큰창자대장의 끝부분이 흔히 S-결장이라 불리는 구불잘록창자다. 배꼽을 중심으로 맹장과 대칭이 되는 자리, 왼쪽 아랫배 부근에 있다. 대장의 끝은 구불잘록창자—곧창자직장—항문으로 연결돼 있다. 소장에서 넘어온 소화되지 않은 남은 음식물이 구불잘록창자 근처에 오면, 수분이나 미네랄 등은 이미 다 흡수되었고 이제 밖으로 내보낼 찌꺼기만 남게 되는데, 이 음식물 찌꺼기에서 독한 가스와 독소가 많이 발생한다.

이 독소가 몸 이곳저곳으로 돌아다니면 문제가 되니까, 재빨리 모아서 간으로 보내서, 해독해서 몸 밖으로 내보내야 한다. 그래서 구불잘록창자에서 간으로 통하는 직항로가 마련돼 있다. 이를 흔히 간문맥이라 부른다. 바로 이 간문맥을 통해서 커피의 특정 성분을 간으로 곧바로 보내는 것이다.

막스 거슨 요법을 설명한 자료에 따르면, 커피에는 카페인과 테오브로민 Theobromin 등 25종 이상의 유기산이 함유되어 있다. 간으로 직행한 테오브로민, 테오필린과 같은 화학물질은 혈액에 있는 독소와 노폐물을 보다 부드럽게 배출하도록 돕는다. 커피에는 칼륨도 다량 들어 있는데, 관장을 통해 간으로 간 칼륨은 간 기능을 개선하고 통증을 경감시키는데 큰 도움을 준다.

최근에는 팔미트산의 역할이 연구결과 밝혀졌다. 커피에 들어 있는 팔미트산은 글루타티온-에스-트랜스퍼레이스라고 불리는 간의 중요한 효소를 자극한다. 팔미트산이 이 효소의 활동을 자극해서 600%내지 700%까지 활성을 끌어올린다. 이 효소, 글루타티온-에스-트랜스퍼레이스는 혈관에서 활성산소를 제거한다.

이처럼 뛰어난 작용을 하는 커피관장이지만 넘어야 할 높은 산이 있다.

"관장? 그걸 어떻게 해? 난 못해, 싫어!"

사람들의 반응은 대부분 이렇다. 관장이란 게 아주 생소하기 때문이다. 그런데 관장 역시 일단 한 번만 해보면 할 수 있다. 아주 상쾌하고 개운하며 머리가 맑아진다. 한 번만 경험을 하면, 그 다음에는 저절로 된다. 굉장히 쉽고 효과도 좋다. 망설이고 주저할 일이 아니다. 그냥 하면 된다.

커피관장을 하는 방법과 효과를 정리해 보면 다음과 같다.

1. 물 600cc에 저온으로 가공한 원두커피 두 큰술, 18그램을 넣고 끓인다. 끓으면 약한 불로 약 20분간 더 끓인다. 따끈하다 싶을 정도, 약 43도 정도로 식혀서 사용한다.
2. 커피를 식힌 다음, 관장기에 넣는다.
3. 관장기의 높이는 60~80센티미터를 유지한다.
4. 카테타가는 호스에 윤활제를 발라 항문에 약 5센티미터 정도 넣는데, 이때 자세는 오른쪽으로 새우잠을 자는 형태를 취한다. 커피물이 대장 깊숙이 들어가지 않고 구불잘록창자에스 결장에 고여 있도록 하기 위해서 그렇다.
5. 수액 세트에 달린 조절기로 양을 조절하면서 커피를 장 속으로 넣는다. 커피물을 다 넣는데 5분 정도 걸리도록 들어가는 양을 조절한다. 그 자세로 15분 정도 참은 후에 화장실에 간다. 참고 있으면 주기적으로 금방 나올 것 같은 강한 배변 신호가 온다. 이때가 고비다. 서너 번 고비가 오는데 그 고비만 잘 넘기면 금세 편안해진다. 그러니 고비만 잘 넘기면 된다. 처음에는 넣기부터 마치기까지 전체 20분을 참고 견디기가 어려우나, 반복하면 참을 수 있는 시간이 점점 길어진다.

6. 관장 도중에 변이 나오면 변을 보고 난 다음 다시 한다.
7. 관장은 편한 시간을 택하여 시행하며 변비환자는 하루 또는 이틀에 1회 정도, 비만인 사람은 하루에 아침, 저녁 2회 정도, 암환자나 난치병 환자는 하루에 3~5회 시행하는 것이 좋다.
8. 관장은 누구나 쉽게 할 수 있으므로 거동이 불편한 환자가 아니라면 혼자서 시행하는 것이 보통이다. 관장이라고 하면 공연히 선입견으로 창피하거나 부끄럽다고 생각하는 사람들이 있는데, 혼자 아무도 모르게 할 수 있으므로 그런 생각은 할 필요가 없다.
9. 관장의 습관성에 대하여 — 장기간 커피관장을 해도 장에 이상이 생기지는 않는다. 하지만 커피관장에 익숙해지면 배변이 상쾌해지고 기분이 좋아지기 때문에 심적으로 그만두기 힘든 경우도 있다. 하지만 변비와 비만이 해소되면 관장을 중단한다. 일반적으로 관장을 그만두고 1~2일째에는 통상적인 배변을 할 수 있다. 커피관장과 함께 바른 식생활을 하면서 물을 충분히 섭취한다면 2~3개월 후에는 변비가 개선된다. 자연스럽게 배변이 가능해지면 커피관장을 그만두면 된다.

커피관장은 다음과 같은 9가지 효과가 있다.

1. **변비 개선** : 장내에 머물러 있는 노폐물과 독소 배출, 배변 기능이 향상된다.
2. **해독 작용** : 담관을 열어 주고 담즙 분비를 촉진시켜 혈중 독소

물질을 체외로 배출한다.

3. **독소 제거** : 쓸개즙담즙 생성 촉진으로 혈중 독소 물질을 체외로 배출한다.
4. **통증 완화** : 칼륨 성분에 의한 통증 완화에 도움이 된다.
5. **간 기능 강화** : 간 효소수치GTT를 정상적으로 낮추어 주며 지방간 감소에 탁월한 효과하다.
6. **암모니아 수치 정상화** : 간 기능 강화를 통해 체내 유해 암모니아 수치 감소에 도움이 된다.
7. **피부 개선** : 각종 피부 트러블 개선 효과가 있다.
8. **다이어트 효과** : 신진대사 기능 강화와 체질 개선을 통한 다이어트 효과가 있다.
9. **피로 회복** : 피로 회복 및 전신 쇠약감 해소에 도움이 된다.

•커피관장 Q&A

Q. 볶은 커피와 생두 중 어떤 커피를 사용해야 하나?

A. 해독요법 용도로 사용하려면 볶은 커피를 사용해야 한다. 이유는 생두를 저온으로 로스팅할 때 팔미트산palmitates이 생성되기 때문이다.

Q. 커피관장을 하고나면 더부룩하고 어지러운 경우도 있는데 괜찮

은가?

A. 니시차 혹은 생수를 충분히 마시면 이 문제는 해소된다. 수분을 충분히 섭취하지 않아서 생기는 현상이다. 해독 초기에 주로 나타나는 현상이고, 관장을 반복하면 곧 사라진다.

Q. **커피관장을 하고나면 배가 사르르 아픈데 왜 그런가?**

A. 커피물의 온도가 너무 낮으면 그럴 수 있다. 커피액의 온도가 체온보다 높아야 장이 잘 이완되고 팔미트산의 흡수도 좋아진다. 온도는 43도 정도가 적당하다. 보통 따뜻한 정도나 미지근한 정도로 관장을 하게 되면 장 속에서는 아주 차갑게 느껴지고 장이 수축되며 배변 후에도 사르르 아프게 된다.

Q. **처음관장을 하는데 배변이 잘 안 된다. 왜 그럴까?**

A. 별일 아니다. 그럴 수 있다. 처음 커피관장을 하면, 아무것도 안 나올 수도 있고, 커피액만 나오고 배변이 안 될 수도 있다. 대장 안의 노폐물들이 워낙 심하게 굳어 있는 상태이기 때문이다. 다비움을 마셔서 장을 비우고 다시 시도하면 쉽게 배변이 된다.

Q. **오래 동안 커피관장을 해도 괜찮은가? 습관성이 되지 않을까?**

A. 습관성이 되지 않는다. 단식하는 기간 약 50일 동안 관장을 하면 된다. 하지만 설혹 관장을 5년~10년을 한다고 해도 절대로 장에 이상이 생기지 않는다. 변비가 심해서 배변을 목적으로 커피관장을

하는 경우도 있을 텐데, 변비로 고생하던 상황에서 커피관장을 하면 배변이 상쾌해지고, 기분이 좋아지기 때문에 심리적으로 관장을 그만두기 힘들 수도 있다. 그러나 그렇다고 하더라도 언제든지 관장을 그만두면 하루 이틀은 원활한 배변이 이루어지지 않을 수도 있지만, 이후엔 대개 통상적인 배변이 이루어진다. 중독이 되거나 할 염려는 없다.

Q. 유기농 커피와 자연농 커피는 어떤 차이가 있나?

A. 유기농과 자연농의 차이는 〈국제유기농인증서〉의 유무와 관련이 있다. 유기농은 엄격한 생산관리를 통해 재배하는 것이다. 이 경우 〈국제유기농인증서〉가 있다. 자연농이란 말 그대로 자연 상태에서 자란 경우다. 인위적인 관리를 하지 않고 수확한 커피를 말한다. 재배한 게 아니다. 커피 생산지는 커피존이라고 해서 이 곳에서는 커피나무가 저절로 번식이 된다. 야생으로 집 주변이나 밭 가장자리 등에서 자란다. 여기서 수확한 커피를 자연농 커피라 한다. 이 두 가지 모두 농약의 피해는 없지만, 유기농커피의 경우가 관리재배를 하므로 원두의 크기도 크고 영양도 더 많은 것으로 나타났다. 그래서 내 단식 프로그램에서는 유기농 커피를 사용한다.

니시 선생이 집대성한 6대 건강법칙

6대 법칙은 앞에서도 잠깐 설명했지만 ①잠잘 때 평상 사용, ②잠잘 때 경침 사용, ③모관운동, ④붕어운동, ⑤합장합척운동, ⑥등배운동을 말한다. 이 6대 법칙을 실천하면 건강한 사람은 더 건강해지고, 병든 사람은 본연의 건강 상태로 되돌아 갈 수 있다.

니시선생은 6대 법칙을 3년만 실행하면 내장기관, 신경, 사지, 근육, 피부가 모두 정상적인 건강체가 되고 이것이 정신과 관련이 있기 때문에 심신일여心身一如를 얻게 된다고 밝혔다.

평상(平床)

합판이나 오동나무로 된 단단하고 평평한 나무 위에서 잠을 잔다. 이불은 얇고 가벼운 것을 평상 위에 깔아 준다. 평상에서 잠을 자면 척추가 앞뒤로 어긋난 것을 교정해 주며, 폐와 신장 기능을 촉진하고 피부기능과 혈액순환을 원활하도록 돕는다. 수면시간이 단축되고 아침에 일어날 때 상쾌한 기분을 느낄 수 있다.

경침(硬枕)

경침은 반달형의 오동나무를 베개 대신 베는 것이다. 높이는 각자 오른손 넷째 손가락의 높이 정도가 적당하다. 목 뒤의 경추부 3~4번 위치가 닿도록 경침을 벤다. 경침을 베고 잠을 자면 어긋난 경추를 교정하여 각종 질환을 예방해 준다.

모관운동

평상에 누워 경침을 베고 양손과 양발을 위로 뻗고, 다리를 쭉 편 상태에서 손바닥은 서로 마주 보게 하여 가볍고 잔잔하게 2~3분 동안 약하게 진동을 시킨다. 분당 최고 160~200회 정도로 떨어준다. 혈액과 임파액 순환이 원활해지고, 글로뮈• 활동을 촉진시킨다.

•붕어운동

붕어 헤엄치듯이 움직인다고 하여 붕어운동이라고 부른다. 평상 위에 반듯이 누운 상태로 양쪽 엄지발가락을 나란히 모아 붙이고 발가락을 얼굴 쪽으로 굽혀 바짝 당긴다. 붕어가 헤엄치는 것처럼 2~3분 동안 좌우로 잔잔하게 흔들어 준다. 붕어운동은 어긋난 척추를 교정하여 자율신경 기능을 조정하고, 좌우 신경이 조화를 이루도록 도와준다. 장 폐색과 장 유착을 방지하고, 각종 복통에 효과가 있다.

•합장합척운동

평상 위에서 경침을 베고 반듯이 누운 상태에 손을 펴서 모으고 발바닥도 붙여서 개구리 모양의 자세에서 손과 발을 동시에 펴고 오므

피의 흐름은 심장-대동맥-세소동맥-모세혈관-세소정맥-대정맥으로 이어진다. 그런데 피가 모세혈관을 거치지 않고 세소동맥에서 바로 세소정맥으로 통하는 길이 있다는 게 밝혀졌다. 이 길을 글로뮈, 글로뮤, 바이패스, 부혈행로, 단락로 등 여러 가지 이름으로 부른다. 니시 건강법에서 글로뮈는 대단히 중요하게 취급된다. 예컨대, 뇌의 글로뮈가 잘 발달해 있으면 뇌경색이나 뇌출혈이 일어나지 않는다. 순간적으로 모세혈관이 수축해서 막히더라도 피는 글로뮈를 통해 자연스럽게 흐르기 때문이다. 글로뮈는 전신에 골고루 퍼져 있다. 문제는 글로뮈가 쉽게 손상된다는 점이다. 다행인 점은 손상도 쉽지만 복구도 쉽다는 점이다. 6대 법칙을 잘 실행하고 단 음식을 멀리하면 글로뮈는 쉽게 복구된다고 한다.

리는 운동으로 속도는 1분에 100회 정도한다. 끝난 뒤에는 합장합척한 자세로 5~10분 정도 조용히 쉰다.

•등배운동

무릎을 60도 정도 벌린 상태로 무릎을 꿇고 앉아 상체를 세우고, 손바닥을 가볍게 무릎 위에 올린 상태에서 상체는 일직선을 유지하고 좌우로 분당 왕복을 1회로 하여 50~55회 정도 진자운동을 한다. 10분 정도 한다. 자기 암시를 하면서 좋아진다는 신념을 갖기 바란다. 진자운동을 하면서 좌우로 내려갈 때는 배를 내밀고 중심으로 돌아올 때는 배를 당겨서 복식 호흡을 한다.

•생명운동

이상으로 간단하게 니시건강법의 6대 법칙을 설명했다. 여기서 특히 나는 합장합척운동을 조금 더 강조하고자 한다. 나는 합장합척운동을 '생명운동'으로 바꾸어 부르고 있다.

니시 선생이 건강법을 발표할 당시에 사람들이 살던 상황과 지금 우리가 살아가는 상황은 너무나 달라졌다. 불과 100년이 지났을 뿐인데, 사람 살아가는 사회는 완전히 달라졌다.

우선 당시에는 인구의 대부분이 농민이었고, 사람들의 활동량이 많았다. 몸을 움직여서 자기가 직접 먹을 걸 만들어 내야 먹을 수 있던 때였다. 엉덩이 붙이고 앉아 있을 짬이 없이 바삐 움직여야 했다. 먹을 것도 부족해서 아주 극소수의 비만인 사람을 빼고 대부분의 사람들은 다 말랐다. 살이 없어서 문제가 될지언정 비만이나 과체중이 문제가 될 수 없었다. 외려 부의 상징이랄 수 있었다.

합장합척운동은 골반 기능을 살려주는 운동으로 임산부가 했을 때 가장 좋은 운동이다. 골반은 생명의 장기다. 그 안에 생명을 담아 기른다. 생명은 신神의 영역이다. 한갓 눈에 보이지도 않을 정도로 작고 조잡한 미물일지라도 새끼를 낳아 길러 대를 이어가지만, 인간들이 만들어낸 것은 그것이 설령 최첨단의 굉장한 기계라 할지라도 자식을 낳아 기르지는 못한다.

인간은 또한 신령스런 영적인 존재이므로 골반은 영혼을 담는 장기라고 할 수도 있다. 합장합척운동을 20년 넘게 해오면서 또 하나 느낀 점은 이 운동이 바로 생명잉태운동이라는 점이다. 성교하는 모습 그대로다. 남성들이 합장합척운동을 꾸준히 하면 발기부전이 사라진다. 전립선에 생긴 이상도 치료된다.

발목펌프운동

단식하는 동안 발목펌프운동을 꼭 함께 해야 한다. 단식의 치료효과, 재생효과를 극대화하기 위해서다.

발목펌프운동은 현대인의 보행 부족을 해소한다. 혈액과 체액의 순환을 좋게 하며, 노폐물이 신장에서 여과·정화되게 한다. 하면 할수록 건강해진다. 일단 해보면 혈액이 좋아지고 있는 것을 실감할 수 있다. 매일 지속하면 어느 순간에 컨디션이 좋아지고, 쾌식·쾌면·쾌변을 체험할 수 있다.

하루에 2~3회씩 취침 전숙면에 크게 도움과 기상 후 공복 시에 실시하는 것이 좋다. 계속하면 고혈압인 사람은 혈압이 떨어진다. 지속적으로 실시하면 의사가 고칠 수 없다고 포기한 난치병까지도 개선되고 다이어트 효과도 있다. 그리고 모든 질병이 좋아진다.

발목펌프운동 방법은 아주 간단하다. 다음과 같이 하면 된다.

1. 발목펌프운동 전용 기기를 이용하는 것이 편리하고 효과적이지만 길이가 30센티미터 정도, 지름이 6~10센티미터 굵기의 통나무 또는 대나무를 이용해도 무방하다. 이도 만일 없으면 맥주병, 야구방망이, 에프킬러통 등도 가능하다. 맥주병을 이용할 경우에는 병 두 개를 맞대서 청테이프 등으로 붙이면 된다.

2. 운동기나 통나무에 타월을 덮어준다. 이것은 다리가 통나무에 세게 부딪히는 것이 두려워 다리를 떨어뜨리는 속도를 늦추지 않게 하기 위함이다.

3. 그리고 바로 누워서, 또는 앉아서 양다리를 펴고 아킬레스건으로부터 종아리 쪽으로 온 부위에 타월을 감은 통나무를 놓는다.

4. 그 상태에서 한쪽 발을 무릎에 힘을 빼고 편 채로 20~30센티미터쯤 들어 올렸다가 텅하고 떨어뜨려 통나무에 발목 윗부분 복숭아뼈에서 손가락 세 개 넓이만큼 종아리쪽으로 올라간 위치을 부딪치게 한다.

※ 주의 ; 힘을 주어서 아래로 내려치는 것이 아니라 다리에 힘을 빼고 자연스럽게 낙하하여 떨어졌을 때 발 흔들림이 있어야 하고 뼈를 맞아 아프지 않도록 한다.

5. 이 동작을 하면 자연히 발끝과 아킬레스건이 수축된다. 재차 발을 들면 발끝이 자연히 위로 향하여 아킬레스건이 펴진다. 반복하면 종아리의 근육이 퍼졌다 줄었다 하여 발의 펌프작용이 효율

적으로 촉진된다.

6. 이것을 한쪽 다리로 25회를 하고, 끝나면 다른 쪽 다리를 행한다

    양쪽 다리를 한 번씩 번갈아 하는 것은 근력운동은 되지만, 혈액순환을 촉진하는 효과는 없다. 최초에는 통나무에 타월을 감아도 아킬레스건을 통나무에 댈 정도일 뿐인 사람이 있는데, 하다 보면 그대로 통나무에 발목을 떨어뜨리게 된다.

7. 처음에는 무리하지 않도록 아침, 저녁 2회 정도, 양발 합계 200번 이상 실시하되 1회 운동량을 점진적으로 증가시켜 500~600번까지 늘린다.

8. 이상적으로는 하루에 양발로 각각 25회 번갈아 24번을 하면, 한 발에 600, 양발 1,200회를 하는 것이다. 이것을 1일 2~3회 아침 공복 시에나 자기 전에 한다.

위에 적은 내용은 『발목펌프 건강법(니시 만지로 지음, 배성권 옮김, 태웅출판사)』에서 발췌 정리한 것이다.

CHAPTER 6

단식 중에 함께 하면 좋은 생활건강 요법들

01 냉온욕법
02 풍욕법
03 발물(각탕)법
04 오일&주스 해독법

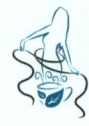 단식 중에 함께 하면 좋은 생활건강 요법들

냉온욕법

냉온욕은 일반 목욕이나 샤워와 다르다. 이것은 특별한 목적을 가지고 의도적으로 실행하는 분명한 건강법이다. 한 번만이라도 직접 해 보면 알겠지만, 냉온욕을 한 후의 상쾌하고 개운한 느낌은 그 어디에도 비할 수가 없다.

냉온욕은 말 그대로 냉-온탕을 번갈아가며 반복해서 들어갔다 나오는 목욕법이다. 반드시 냉탕에서 시작해서 냉탕에 1분, 온탕에 1분, 다시 냉탕에 1분, 온탕에 1분, 이런 식으로 냉탕과 온탕에 들어갔다 나왔다를 반복한다. 1분씩 하는 이유는 피가 인체를 한 바퀴 도는 동안, 모세혈관과 글로뮈의 상호 순환작용이 극대화되는 시간이 1분이기 때문이다.

냉온욕의 최소 횟수는 냉탕 6회, 온탕 5회로 냉온탕 합해서 총 11회다. 반드시 냉탕에서 시작해서 냉탕으로 끝낸다. 냉탕에서 나와야 하는 이유는 외기를 접할 때 열렸던 모공을 닫아야 하기 때문이다.

냉온욕은 글로뮈의 활동과 재생을 촉진한다. 냉탕에서 모세혈관이 수축하면 글로뮈가 열리고 온탕에선 반대로 모세혈관이 열리고 글로뮈가 닫힌다. 이렇게 모세혈관과 글로뮈의 상호작용을 반복하면 글로뮈의 활동과 재생기능을 극대화할 수 있다.

냉온욕에 의한 왕성한 혈액순환은 표피세포를 튼튼하게 한다. 또한 내분비를 활성화시켜 호르몬의 흐름을 좋게 하고, 노폐물을 신속하게 배출한다. 냉온욕의 치료효과는 다음과 같다.

1. 피부에 탄력이 생기고 팽팽해진다.
2. 냉방병이나 스트레스에 의한 어깨 결림, 근육통이 쉽게 풀린다.
3. 정신적 스트레스가 풀린다.
4. 신경성 위장병, 변비 같은 증세가 완화된다.
5. 호르몬 대사질환를 개선한다.
6. 아토피 피부질환를 개선한다.
7. 인슐린 분비를 억제하고 식욕 중추기능을 통제하여 과식이나 편식습관을 개선한다.
8. 혈관이 튼튼해지면서 혈압이 조절된다.

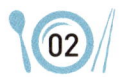

풍욕법

 풍욕風浴이란 말 그대로 바람으로 몸을 씻는 것이다. 우리는 호흡을 통해 산소를 몸 안으로 들여 보낸다. 산소는 음식물을 충분히 연소시켜 에너지를 만들고, 쓰고 남은 이산화탄소, 요산, 대변 같은 노폐물 찌꺼기를 몸 밖으로 내보내는 일을 한다.

 따라서 산소가 부족해 먹은 음식물을 다 태우지 못하면 독성물질이 나오고, 음식물 찌꺼기로 만들어진 이산화탄소와 각종 노폐물들이 몸 안에 남아 있게 되면 건강을 잃는다. 건강을 유지하려면 산소 공급이 중요하다. 산소 공급이 충분하면 혈액이 맑아지고, 혈액순환도 잘 된다.

 풍욕은 피부를 통해 몸에 산소를 공급하는 방법이다. 풍욕을 하면 인체

의 면역체계가 강화되어 암, 고혈압, 간질환을 비롯한 난치성 질병을 예방하며, 난치병 환자도 엄격한 식이요법과 함께 풍욕을 하루 6~11회 실시하면 질병의 고통에서 벗어날 수 있다.

풍욕은 건강을 유지할 목적일 경우 아침 해뜨기 전과 해진 후 각 1회씩 하루에 두 번 이상 하는 것이 좋다. 병약자는 처음엔 정오경 가장 따뜻할 때 시작해 차츰 해뜨기 전과 해진 후 실시한다.

치료를 목적으로 하는 경우에는 증상에 따라 시간에 관계없이 실시하며, 암환자의 경우에는 하루 6~11회 실시한다. 식사 전후 30~40분의 간격을 주고 실시하며, 목욕하기 전엔 상관없고 목욕 후에는 1시간 이상 간격을 두어야 한다. 풍욕을 시작하면 30일 동안 쉬지 않고 계속한 후 2~3일 정도 휴식한다. 풍욕은 3개월 이상 지속했을 때 효과를 볼 수 있다.

다음은 풍욕을 하는 방법이다. 풍욕을 할 때 참고해서 실행하기 바란다.

•풍욕을 하는 방법

1. 창문을 연다.
2. 옷을 전부 벗는다.
3. 담요을 목까지 덮고 기다린다.

4. 20초간 담요를 벗는다. 1분간 담요를 덮는다.
5. 30초간 담요을 벗는다. 1분간 담요를 덮는다.
6. 40초간 담요를 벗는다. 1분간 담요를 덮는다.
7. 50초간 담요를 벗는다. 1분간 담요를 덮는다.
8. 60초간 담요를 벗는다. 1분 30초간 담요를 덮는다.
9. 70초간 담요를 벗는다. 1분 30초간 담요를 덮는다.
10. 80초간 담요를 벗는다. 1분 30초간 담요를 덮는다.
11. 90초간 담요를 벗는다. 2분간 담요를 덮는다.
12. 100초간 담요를 벗는다. 2분간 담요를 덮는다.
13. 110초간 담요를 벗는다. 2분간 담요를 덮는다.
14. 120초간 담요를 벗는다. 담요를 덮고 2~3분간 휴식 후 종료

풍욕은 바람으로 하는 목욕이라는 뜻이다. 이는 이불을 덮었다, 벗었다하는 반복활동을 통해 피부의 기능을 정상화하여 피부호흡을 좋게 하고, 공기 속의 산소나 질소 등을 체내에 흡수하는 방법이다. 바람을 통해 피부 호흡을 함으로써, 우리 몸에 본래 있는 자연치유력을 강화시킨다.

■ 풍욕시간표

구분	1회	2회	3회	4회	5회	6회	7회	8회	9회	10회	11회
벗기	20초	30초	40초	50초	60초	70초	80초	90초	100초	110초	120초
덮기	60초	60초	60초	60초	90초	90초	90초	120초	120초	120초	-

발물(각탕)법

발물을 하면 말 그대로 하면 '후끈 달아오른다'가 되겠다. 후끈 달아올라 땀이 나고 나면 아주 개운하고 기분이 좋아진다. 발물을 하면 단순하게 따뜻한 물에 발을 담그거나 혹은 찬 물에 발을 담그고 있는 것과는 완전히 다른 전혀 새로운 경험을 하게 된다.

발물의 가장 큰 효과는 하루 동안의 피로를 말끔히 풀어주는 것이다. 잠자리에 들기 전에 하루 한 번씩 해주면 피곤을 모르는 왕성한 생명력을 이어갈 수 있다.

발물은 열이 날 때는 해열제가 되고, 손발이 찬 경우는 혈액순환 촉진제가 된다. 그리고 장염·배탈에는 소화제가 되고, 머리로 열이 뻗

치는 사람에게는 기혈의 흐름을 원활하게 해주는 특급 처방이 되며, 아프지 않고 건강한 사람에게는 피로회복제가 된다.

발물은 기혈의 흐름을 원활하게 해주어 몸 안의 면역력을 증강시켜 주는 요법으로 아주 탁월한 건강 요법이다. 발물하는 방법은 다음과 같다.

1. 각탕기나 양동이에 37~40℃ 정도 되는 더운물을 준비한다. 각탕기는 물을 데워 주는 기능이 있어 찬물을 부어 데워서 사용하면 되지만, 시간이 많이 걸리므로 데워진 물을 붓도록 한다. 눕거나 앉아서 무릎 아래까지 물 속에 잠기도록 한다. 발물각탕의 효과를 제대로 보기 위해서는 물 높이를 꼭 종아리에 맞추어야 한다. 아무리 낮아도 복사뼈까지는 잠기게 해주어야 한다. 시중의 발마사지기는 발의 피로를 푸는 데 도움이 될 수는 있어도 각탕의 원리에는 미치지 못한다.

2. 무릎부터 상체까지는 담요나 이불을 덮어 주거나 두꺼운 외투를 입어서 발한을 도와준다.

3. 발물을 하는 20분 동안 물의 온도를 조금씩 높여 주어야 하는데 40℃에서 5분, 41℃에서 5분, 42℃에서 5분, 43℃에서 5분, 이렇게 총 20분 동안 담근다. 각탕기라면 온도를 맞추는 것이 어렵지 않지만 양동이에 물을 데워서 하는 경우에는 온도를 정확하게 맞추기가 쉽지 않을 것이다. 이때는 뜨거운 물을 주전자에 받아 두고 조금씩 보충하면서 한다.

4. 20분 발물을 하고 나면 2~3분 정도 찬물에 발을 담가 주어야 한다. 긴장이 풀어지고 근육이 이완된 상태에서 움직이면 발목에 무리를 줄 수 있기 때문이다. 단, 걷지 않는 아기나 잠자기 바로 전에 행하는 것이라면 찬물에 발을 담그는 것을 생략할 수 있다.
5. 찬물에서 발을 꺼내면 물기를 잘 닦고 편히 누워 쉬면서 모관운동을 한다.

발물을 할 때, 귤을 갈아서 즙을 내 약으로 먹으면 좋다. 당분이 들어 있거나 이뇨작용을 하는 음료커피, 탄산음료는 안 된다.

오일&주스 해독법

　오일&주스 해독법은 캐나다의 홀다레게 클락 박사가 인디언들이 간 질환이 없는 것을 발견하고 개발한 자연요법이다. 우리의 인체가 몸 안의 독소를 제거하는 방법은 혈액이 독소들을 간으로 운반하고, 간은 수많은 독소들과 어혈을 담관을 통해 십이지장으로 내보낸다. 예를 들어 술을 마시면 알코올이 간으로 가고 간에서는 알코올을 담관으로 보내서 제거한다. 이렇게 간은 인체 내의 수많은 독소를 해독한다.

　간 기능의 또 하나 중요한 기전은 혈액에서 파괴된 적혈구, 즉 어혈을 걸러 담즙을 만드는 것이다. 담즙 생성이 원활해야 피를 맑게 할 수 있고, 피가 맑아야 피의 흐름이 좋다. 담즙 생성은 이처럼 피의 흐름과 밀접한 관련이 있다. 그러나 모든 사람은 정도의 차이는 있겠으나 담관이 담석으로 막혀 있다. 그 결과 몸 안의 독소를 원활히 배출하지 못

하고 독소가 몸 안에 쌓여 질병의 원인이 되고, 또한 담석에 기생충이나 바이러스 박테리아가 서식하여 세균의 공급처 역할을 한다.

그러므로 질병의 치료나 원활한 독소 제거를 위해 막힌 담관에서 담석을 제거하는 것이 무엇보다 중요하다. 실제로 담석을 제거하는 오일&주스 해독법을 하면 뒷목이 뻣뻣하거나 어깨 아픈 증상이 즉시 사라진다. 담석을 제대로 제거하면 간의 독소 제거 능력이 원활해져 몸은 깨끗한 상태가 된다. 따라서 면역 능력은 자연히 상승한다.

오일&주스 해독법은 자연성분을 이용하기 때문에 부작용도 없고, 안전하다. 또한 의료인의 손을 빌릴 필요도 없이 집에서 간단히 시행할 수 있다. 오일&주스 해독 요법은 간에서 생산되는 담즙을 일시에 많이 흘러나오게 함으로써 막힌 간 내의 담관을 뚫어 담즙의 분비를 촉진하는 방법이다.

간을 깨끗이 하고 막힌 곳을 뚫어주어 간이 제 기능을 할 수 있도록 하는 것은 질병의 치료나 예방을 위한 기초 작업이라 할 수 있다.

• 오일&주스 해독법의 준비물

1. 올리브유(90cc)를 산다.
2. 오렌지쥬스(90cc)는 100%짜리로 한다.

3. 뜨거운 니시차 1.8리터를 준비한다.

•오일&주스 혼합액 제조법

맥주컵(180cc)에 올리브유 90cc+오렌지쥬스 90cc를 잘 저어 골고루 섞어 둔다.

•먹는 법

오후 9시경 혼합액(올리브유 90cc+오렌지쥬스 90cc)을 마신 후 곧바로 반듯하게 30분 이상 누워 있는다. 움직이면 간 청소는 실패한다. 혼합액을 마시기 전 미리 화장실을 다녀오기 바란다.

•다음날 아침

1. 오전 6시에 깨어나서 혼합액(올리브유 90cc+오렌지쥬스 90cc)을 새로 만들어 마시고 전과 같이 편안하고 반듯하게 바로 눕는다. 30분 이상 움직이면 안 된다.
2. 이후로 니시차를 수시로 마시면 조금 후부터 화장실을 들락거리

게 된다.
3. 속이 부글부글 끓으면서 설사를 여러 차례 보게 된다. 처음에는 숙변이 나온다.
4. 몇 번 설사를 하고 변기통을 보면 초록색 황갈색 덩어리를 발견할 수 있다. 큰 것은 대추알만 하다. 이것들은 간장에 박혀 있던 간석, 담석, 콜레스테롤 기름 덩어리가 나온 것이다.
5. 위와 같은 방법으로 2~3주 간격으로 해주면, 환자들은 건강에 큰 도움이 되고 치료약의 효과도 배가된다. 건강한 사람도 최초 2~3주 간격으로 2번 정도 해주고, 6개월에 한 번씩 생활화하면 간으로 인한 질병과 고통은 걱정하지 않아도 된다.

•주의 사항

천연 재료로 직접 만들었기 때문에 부작용은 없다. 간혹 간 기능이 저하된 사람이나 여성들은 혼합액을 마시면 속이 메스껍고 구역질이 나는 경우가 있는데 이때는 참아야 한다.

•오일&주스 해독법의 효과

대체적으로 오일&주스 해독법을 실시한 2일차에 10여 차례 정도 설사를 하게 된다. 설사를 통해 몸 밖으로 배출된 담석들이 파르스름하거나 검은 색을 띠면서 변기에 떠다니는 것을 눈으로 확인할 수 있다. 담석의 크기는 깨알만한 것부터 땅콩만한 것까지 다양하며, 그 양도 많다.

오일&주스 해독은 첫 회 실시 후 10일 내지 2주 후에 다시 한 번 해주어야 하며, 첫 번째보다 두 번째에 더 많은 담석이 제거되는 것을 확인할 수 있다. 그 후에는 6개월 내지 1년 단위로 오일&주스 해독법을 생활화하는 것이 좋다. 오일&주스 해독법을 하고 나면 콜레스테롤 감소로 지방간이 해소되고 담관이 막혀서 생기는 황달이 즉시 해결된다. 담이 결리고 뒷목이 뻐근하던 증상도 해소된다. 담즙 흐름이 원활하여 소화가 잘 되며 피곤을 덜 느낀다.

오일&주스 해독법은 심장병이나 심한 위장 장애가 없다면 누구나 안심하고 해도 된다. 간혹 노폐물이 빠져나오다가 중단된 경우에는 개운치가 않고 피로한 느낌이 올 수도 있다. 그러나 2주일쯤 후에 다시 시도하면 결국 빠져나오게 된다. 처음부터 노폐물이 쏟아져 나오는 사람도 있고, 처음에는 조금 나오다가 2주일쯤 후에 두 번째 간 청소에 엄청난 노폐물이 나오는 경우도 있다. 반드시 2~3회까지는 시도하길 바란다.

담석에는 우리가 흔히 알고 있는 단단한 담석 외에도 또 다른 한 종류의 담석이 있다. 콜레스테롤형 담석이 그것이다. 산업화가 빨리 된 나라일수록 콜레스테롤형 담석이 증가하는 추세다. 미국은 담석의 90%가, 우리나라는 50% 정도가 콜레스테롤형 담석이라고 한다. 녹색 등의 유형으로 빠져나오는 것이 바로 이 담석이다. 과학적으로 콜레스테롤형 담석이 제거된 후에는 일시적으로 간수치가 올라가는 것이 정상이다. 그 후 간수치는 내려간다.

오일&주스 해독법을 하고 나서 식사는 한 끼 정도 건너뛰는 게 좋다. 설사가 끝나고 속이 편안해지면 한 끼 정도는 건너뛰고, 소화가 잘되는 죽을 먹거나 밥을 잘 씹어서 가볍게 먹는다. 저녁식사는 평소처럼 하면 된다. 다만 꼭 그날 하루는 고기육류는 절대 먹으면 안 된다.

많은 사람들이 오일&주스 해독을 한 다음 날은 힘들어한다. 따끈하게 니시차를 마시고 한숨 푹 자고 나면 회복된다. 오일&주스 해독을 할 때는 다음 날 쉬는 날을 잡아서 하면 편안하다.

일반 식사를 하다가 오일&주스 해독법을 하게 되면 성공률이 그리 높지 않다. 그것은 장이 완전하게 비워져 있지 않기 때문이다. 실패했다고 낙심 하지 말고 다음 달에 다시 도전하면 된다. 단식 중에 하는 오일&주스 해독법은 성공률이 높다. 그리고 여기서 오렌지쥬스는 마시기 수월하게 하기 위한 용도다. 올리브유만 먹을 수 있다면 굳이 안 마셔도 상관없다.

CHAPTER
7

단식에 대해 궁금한 것들 묻고 답하기

» **알아두기** | 단식에 대해 궁금한 것들
01 공부하는 아이에게 최고의 선물
02 몸무게 : 비만, 저체중, 적정체중
03 임신
04 피부 : 아토피, 여드름, 알러지, 건선, 발진
05 피와 혈관 : 당뇨, 고혈압, 고지혈, 중풍
06 저혈당과 어지럼증
07 뼈 : 골다공증, 관절
08 신장 : 신장염, 신부전, 신장투석
09 간 : 간염, 지방간
10 메스꺼움, 구역질
11 통풍, 류머티즘, 빈혈 등
12 화장, 목욕 등 일상생활
13 다비움
14 기타 : 단식 중에 생기는 여러 궁금증들

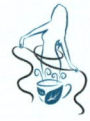 단식에 대해 궁금한 것들 묻고 답하기

알아두기

단식에 대해 궁금한 것들

나는 내 단식 프로그램을 개발해서 오랫동안 사람들을 굶겨왔다. 내가 그동안 굶긴 사람들 숫자가 아무리 적게 잡아도 아마 삼사만 명은 족히 될 것이다. 효과가 워낙 좋다 보니까 사람들 사이로 내가 만든 단식 프로그램이 퍼져나가기 시작했다. 거기까지는 보람도 있고 긍지도 있어서 참 좋았다.

그런데 어려움도 있다. 단식을 하다가 조금이라도 아프거나 문제가 있으면 사람들은 늘 나를 찾는다. 그래서 낮이든 밤이든 어느 곳에 있든 때와 장소를 가리지 않고 나는 언제나 상담 중이다. 문제의 원인을 알려주고 대처하는 방법을 알려줘야 한다. 똑같은 말이라도 내가 해야 사람들이 믿고 따라 해서 문제를 해결한다.

하지만 이젠 내가 만든 프로그램으로 단식하시는 분들이 너무나 많아서 도저히 일일이 전화로 상담을 해드릴 수가 없다. 하루 24시간을 쪼개고 쪼개도 안 된다. 그래서 부족하기 짝이 없지만, 내가 아는 걸 어떻게든 엮어서 여러 사람이 보고 따라할 수 있도록 해야겠다는 생각으로 책을 낼 생각을 한 것이다. 그래서 여기 제7장이 아마도 내가 책을 내려는 의도에 가장 부합하는 장이 될 것 같다.

여기서는 단식하는 사람들이 가장 많이 물어오는 다음과 같은 주제의 질문과 답을 모아 보았다.

1. 공부하는 아이에게 최고의 선물
2. 몸무게-비만, 저체중, 적정체중
3. 임신
4. 피부-아토피, 여드름, 알러지, 건선, 발진
5. 피와 혈관-당뇨, 고혈압, 고지혈, 중풍
6. 저혈당과 어지럼증
7. 뼈-골다공증, 관절
8. 신장-신장염, 신부전, 신장투석
9. 간-간염, 지방간
10. 메스꺼움과 구역질
11. 통풍, 류머티즘, 빈혈 등
12. 화장, 목욕 등 일상생활
13. 다비움
14. 기타 단식 중에 생기는 여러 궁금증들

공부하는 아이에게 최고의 선물

Q. 고등학생인데 단식을 해도 되나?
A. 우리나라 단식의 최고 권위자 중 한 분이신 김동극 선생이 쓰신 『수험생을 위한 3일 단식법』에서 인용하여 대답하겠다.

"소화 기능이 떨어지면 두뇌가 원활하게 활동을 하지 못하고, 정신적으로 불안한 상태가 되면 집중력이 떨어진다. 집중력이 떨어지면 학습 능률이 떨어지게 된다. 이렇게 되면 하루에 끝낼 공부도 이틀 사흘이 걸린다.

단식으로 인한 놀라운 효과는 직접 체험해 보지 않고서는 실감할 수가 없다. 단식을 마치고 나면 확연히 달라진 자녀의 모습을 보게 된다. 우선 표정이 달라진다. 머리가 맑아져서 공부가 머리에 쏙쏙 들어가기 때문이다. 그리고 자기도 모르게 자신감이 생겼기 때문이다.

단식을 하면 몸 안에 쌓였던 노폐물이 배설되고, 창자벽에 붙어 있던 숙변이 떨어져 나오며, 내장 각 기관이 휴식을 취하게 된다. 따라서 신체 세포가 갱신되고 백혈구가 증가하는 등 생리적인 변화가 활발하게 일어난다.

단식을 하게 되면 인체는 음陰의 상태로 기울어진다. 이렇게 되면 두뇌가 양성陽性의 속박에서 벗어나 한결 냉정해진다. 두뇌가 냉정 cool해지면 뛰어난 정신력이 발현된다. 따라서 사고력이 증대되는 것은 물론이고 창의력과 기억력이 놀라울 정도로 증대된다.

1주간의 단식은 피를 정화하고, 2주간의 단식은 뼈를 정화하며, 3주간의 단식은 마음을 정화하고, 4주간의 단식은 영혼까지 정화한다. 생리적 숙변宿便만 제거하는 것이 아니고 마음의 숙변도 함께 제거한다. 생리적 변비만 고치는 것이 아니라 감정의 변비도 함께 고친다."

Q. 일주일 단식하려고 하는데 공부에 지장을 주지 않을까?

A. 단식을 하면 뇌혈류량이 개선되어 기억력 · 사고력 · 판단력이 좋아지고 두뇌가 맑아져서 집중력이 올라간다. 또한 마음이 안정되고 확고한 신념과 자신감이 생겨 학습에 매우 큰 도움을 준다.

Q. 현재 20살, 대입 수험생인데 중이염이 있다. 알러지 체질이라 아토피, 비염, 천식을 약간 앓았고 예닐곱 살 때부터는 삼출성중이

염중이에 물차는 중이염으로 고생하다가 중1이 되어서야 괜찮아졌다. 지금도 피곤하거나 감기에 걸리면 재발한다. 단식으로 고칠 수 있나?

A. 21일 단식을 하면 완치할 수 있다. 매월 짧은 단식을 통해 장을 비우면 염증이 확 줄어든다. 그리고 항생제와 같은 역할을 하는 생체활성물질인 키토산을 먹어주면 완치는 안 돼도 약은 끊을 수 있다.

Q. 청소년기에 단식을 하여 키가 안 크면 어떡하나?

A. 단식을 하면 오히려 키가 큰다. 단식을 하면 몸 안의 노폐물과 독소가 빠져나가면서 피가 맑아지고 신체의 모든 시스템과 조직들이 활발하게 가동한다. 이때 성장기 청소년들의 성장판이 자극을 받아 키가 더 클 수 있는 환경이 된다.

단식을 하면 과식으로 생긴 몸 안의 불필요한 영양분을 제거해 사람이 갖고 있는 원래의 능력을 최대한 끌어낸다. 음식을 먹지 않으면 몸은 스트레스를 받고 쇼크를 일으킨다. 기아 상태에서 생명을 유지하기 위해 몸 안의 각 기관을 총동원하는 것이다. 쇼크 상태에서는 반발력이 생기는데 이때 닫혀 가던 성장판이 반발력에 의해 다시 열리면서 키가 크는 현상이다.

단식은 밥을 굶어 영양실조가 되도록 하는 것이 아니다. 단식을 한 후에는 몸이 영양을 더욱 효율적으로 흡수하고 활용할 수 있게끔 가다듬는 것이므로 적당한 단식은 몸을 활성화시키며 키도 크게 하는 아주 좋은 건강법이다.

몸무게 :
비만, 저체중, 적정체중

Q. 건강하게 살찌고 싶다. 단식으로 가능한가?

A. 지나친 비만과 지나친 야윔도 숙변에서 오는 것이다. 단식을 하고 나면 장이 깨끗해지면서 흡수력이 개선된다. 이때 탄수화물을 자주 섭취하면 좋다. 마른 사람은 오히려 살이 보기 좋게 찌는데, 근력운동을 같이 하면 건강미 넘치는 몸매를 만들 수 있다.

Q. 단식을 하면 근육량이 줄어들지 않을까?

A. 단식 때문에 근육량이 줄어들지는 않는다. 근육량이 줄어드는 건 운동을 하지 않기 때문이다. 간헐적 단식의 선구자 브래드 필론이 쓴 『먹고 단식하고 먹어라』에 이런 내용이 있다.

"운동을 하든 하지 않든 72시간 정도의 단식은 근육의 분해를 증가시키지도 근육의 단백질 합성을 저해시키지도 않는다는 사실이 명확히 입증되었다. 근력운동을 병행하기만 하면 단식과 저칼로리 다이어트는 결코 근육량을 감소시키지 않는다.

단식은 오히려 근육의 증가를 방해하는 대사 요인을 감소시킨다. 근육 내에서 핵심적인 보수 및 청소 작업을 담당함으로써 성장의 여지를 마련해 주는 것이다. 따라서 장기적으로 볼 때 단식과 체중 감량은 근육을 키울 수 있는 능력을 향상시킨다.

다이어트는 근육량과 거의 관계가 없으므로 단기 단식은 절대로 근육에 손상을 주지 않는다. 특히 규칙적으로 운동을 하는 경우 단기 단식은 오히려 근육을 키우는 데 도움이 될 수 있다."

나의 생활단식 프로그램은 된장차와 조청, 니시차로 적정한 염분과 단백질을 공급하여 근육량은 줄지 않고 체지방만 줄어든다. 근육 손실을 걱정할 필요가 없다.

Q. 체중을 줄이고 싶다. 며칠 단식을 하면 될까?

A. 원하는 만큼 할 수 있다. 목표 체중을 정하고 그 체중에 다다를 때까지 할 수 있다. 기본 10일 단식을 하고 체력에 따라서 15일, 21일, 30일, 40일, 50일 자기 절제력만 있으면 얼마든지 가능하다.

Q. 군살을 빨리 빼려면 어떻게 하면 될까?

A. 군살이 결코 먼저 빠지는 법은 없다. 피와 세포에 넘쳐나는 영양분이 다 소비되고 타고 난 뒤라야 비로소 몸에 쌓아 놓은 지방이 타기

시작한다. 생활단식과 함께 냉온욕, 붕어운동, 합장합척운동, 모관 운동, 발목펌프운동을 충실히 행해야 한다. 처음엔 더디지만 단식을 마치고 조절식을 할 때쯤이면 입이 쩍 벌어질 만큼 군살이 쏙 빠진 자신의 몸을 볼 수 있을 것이다.

Q. 건강 목적이 아닌 미용_{다이어트} 목적으로 생활단식을 하고자 한다. 다른 방법보다 효과적일까?

A. 체중도 줄이면서 피부까지 팽팽하게 하려면 생활단식을 하는 것 말고 다른 방법이 없다. 부작용이 없으면서 가장 빠르게 효과를 보는 다이어트다. 가장 빠르고 안전한 다이어트는 오혜숙 생활단식이다.

Q. 적정체중은 어떻게 계산하면 되나?

A. 표준체중을 구하는 공식은 (키-100)×0.85다.

Q. 저체중도 생활단식이 가능할까?

A. 생활단식은 살이 찐 사람은 빠지고 마른 체형은 살이 찌도록 한다. 너무 살이 찐 사람도, 너무 마른 사람도 장기에 문제가 있는 것이다. 단식으로 장벽이 건강해지면 흡수율이 높아져 오히려 건강하고 탄력 있는 몸을 유지할 수 있다.

Q. 10일 단식 하면 위가 줄어드나?

A. 그렇다. 생활단식은 다이어트의 근본인 위를 줄여준다. 일단 10일 굶으면 체중은 급속도로 줄어들고 위는 서서히 줄어든다. 회복식과 조절식을 하는 동안에도 위는 탄력 있게 줄어든다. 회복식을 생채식으로 하게 되면 적은 양으로 많은 에너지를 낼 수 있을 뿐만 아니라 영양의 균형과 조화를 통해 무섭게 올라오는 식욕을 조절할 수 있다.

나의 생활단식 프로그램은 따뜻한 미네랄 차를 통해 식욕을 제어하고, 생채식을 통해 균형 있는 영양을 공급해서 탄수화물 중독에서 벗어나게 해준다.

Q. 단식으로 체중 감량 후 요요현상을 막으려면 어떻게 하나?

A. 다이어트를 하는 이들의 최대 고민은 다이어트 후에 늘어나는 식욕과 체중이다. 시중에 나온 여러 가지 다이어트 방법의 문제점은 ①체내 영양의 불균형에 의한 요요 ②운동부족에 의한 요요 ③보상심리적인 요요로 나누어 이해할 수 있다.

① 영양적 불균형에 의한 요요

몸이 움직이고 활동하는데는 최소한의 영양이 필요하다. 그 영양이 부족하면 우리 몸은 필요한 영양의 섭취를 요구한다. 그 예로 수분이 과도하게 빠지는 이뇨 다이어트를 하면 몸은 염분과 수분의 섭취를 요구하고, 탈수상태가 해결되지 않을 경우 계속 식욕을 느끼게 된다.

이때 필요한 영양을 정확히 이해하지 못해서 영양 과잉이 발생하고 욕구가 충족되지 않음으로 계속 식욕을 느끼는 것이다. 비움 후 채움의 중요성이라 하겠다. 해결방법은 머리가 아닌 몸으로 느끼는 것이 중요한다. 몸의 요구를 잘 이해해서 필요한 영양을 조화롭게 하는 것이다. 체성분 분석이 도움이 되고 수분과 염분의 보충이 필수적이다.

② 운동부족에 의한 요요
다이어트는 흡수를 줄이고 소비를 늘이는 과소비 형태를 요구한다. 그러나 무리한 활동은 과도한 식욕으로 이어지고 운동의 정지와 함께 소비는 줄어도 흡수는 줄지 않아 요요가 발생한다. 유산소성 위주의 운동이 효과적이며 호흡에 무리를 주지 않는 범위의 운동이 적당하다. 호흡이 음식의 대사와 혈액 순환에 도움을 준다.

③ 보상심리적인 요요
무리하게 굶거나 강한 의지로 다이어트를 성공했다고 끝은 아니다. 먹는 즐거움에 대한 유혹이 강력하기 때문이다. 스트레스를 풀어내는 방법 중 하나가 식욕의 충족이다 보니 쉽게 식욕으로 접근을 한다. 음식을 맛있게 먹는 것이 중요하다.

천천히 먹으면서 맛을 느끼는 것, 그것이 힘들다면 식사 전에 디저트를 먼저 먹는 것도 좋은 방법이다. 명상을 배워서 하면 더욱 좋다. 명상을 하면 세라토닌이라는 감정 조절 물질이 생기고, 감정의 절제가 식욕의 절제로 이어진다. 생활단식은 회복식과 조절식을 통해서 몸의 균형을 찾고, 식욕의 급격한 팽창을 막는다.

Q. 소식이 단식보다 좋지 않나?

A. 소식이나 단식이나 결국 몸에 부담을 최소화하고 휴식을 주자는 개념에서는 같다. 단식의 가장 큰 장점은 소식으로는 할 수 없는 숙변배출을 할 수 있다는 것이다. 한 번에 안 되는 사람이라도 두세 번 반복하면 장 점막이 벗겨지면서 숙변배출이 된다.

장이 어린애 장으로 바뀌게 되면 흡수율이 좋아져서 영양결핍이 오지 않아 비만에서 해방된다. 생활단식은 따뜻한 니시차를 마셔주니까 니시차가 대장에서 흡수되어 대장 건강을 회복하기에는 더없이 좋은 프로그램이다.

생활단식은 하루 두 끼를 먹기 위한 소식 입문과정이라고 이해하면 된다. 15세기 현인賢人은 이렇게 말했다.

"1일 1식은 천사의 생활이요, 1일 2식은 인간의 생활이며, 1일 3식은 금수禽獸의 생활이다."

오전단식은 하루 식사량의 1/3을 줄이는 소식의 극치라고 할 수 있다. 우리 인간은 1,500년 전까지는 1일 1식, 300~400년 전까지는 1일 2식을 했다. 그러니까 하루 세 끼를 먹기 시작한 것은 불과 300여년 밖에 되지 않다. 30억년의 생명진화의 역사로 비추어 볼 때 아주 짧은 기간이다.

30억 년 간의 생명 진화의 역사는 기아의 역사로 한 끼 정도 굶어도 충분히 견딜 수 있도록 유전자 속에 프로그램 되어 있다. 그러니 염려할 것 없다. 생활단식은 오전단식으로 들어가는 관문이며, 소식 입문과정이다.

임신

Q. 임신을 계획 하고 있는데 단식을 해도 되나?

A. 꼭 하길 권한다. 단식은 좋은 부모가 되기 위한 첫걸음이다. 단식으로 몸과 마음을 깨끗이 하고 자연식으로 건강한 몸을 만들고 나서 아이를 기다리는 것이 옳다. 단식으로 체내에 쌓인 각종 독(毒)을 다 뽑아내고 체질을 개선해서 아이를 잉태해야 총명하고 건강한 아이를 낳을 수 있다.

Q. 단식이 불임에도 효과가 있나?

A. 부부 모두 생물학적으로 전혀 문제가 없는데 불임인 경우가 있다. 그러면 자연의 법칙 중 하나인 종족보존의 법칙을 이용하는 단식이 가장 효과적이다. 생활단식 10일 프로그램을 하고 회복식과 조

절식을 마치고 나면 임신 못하던 여성도 임신이 가능해진다. 굶으면 위기를 느낀 몸이 모든 에너지를 동원해 종족보전을 위해 나선다.

영양이 많은 콩이 열매를 맺지 못하고 거름영양을 많이 준 과수나 화초는 잎만 무성하지 꽃과 열매는 많이 맺지 않는다. 그러나 거름을 적게 준 과수나 화초는 꽃과 열매가 많이 맺힌다. 소나무에 솔방울이 많이 맺히면 머지않아 죽는 이치다. 종족을 보존하기 위해 씨를 많이 뿌려야 되니 열매가 많이 맺히는 것이다.

아들딸을 가려 낳는 방법도 자연의 이치를 이용하면 된다. 그래서 임신 가능일 2~3일 전부터 영양을 떨어뜨려 죽 같은 것을 먹으면 된다. 아들을 원하면 남편, 딸을 원하면 부인의 영양을 떨어뜨리면 된다.

Q. 단식이 생리에 어떤 영향을 미치나?

A. 생리기간이 아닌데도 생리가 나오기도 하고, 냉이나 대하 같은 분비물이 평소보다 훨씬 많이 배출되기도 한다. 마치 숙변이 빠져 나오는 것처럼 자궁 안에 쌓여 있던 혈액의 찌꺼기가 몽땅 배출된다. 평소보다 양도 많고 냄새도 고약하다. 자궁 안에 쌓여 있던 노폐물이 빠져 나가고 나면 여성의 몸은 이전보다 훨씬 건강해진다. 불임증으로 고생하던 사람이 단식으로 임신을 하는 경우도 많다.

Q. 생리중인데 단식을 해도 되나?

A. 해도 된다. 독소 배출을 도울 수 있어 오히려 해독이 빨리 된다. 대체로 황체호르몬기에는 몸이 잘 붓고 체지방 분해도 잘 되지 않지만, 난포호르몬기에는 이와는 다르다. 붓기 정리도 잘 되고, 체지방 분해도 수월하다. 그래서 난포호르몬기에 단식을 시작하면 더욱 좋다.

Q. 단식 중 피임약을 복용해도 괜찮은가?
A. 안 된다. 피임약 복용도 안 되고 성생활도 안 된다. 단식 중 금기 사항에 성생활도 있다. 단식으로 예민하고 연약해진 몸에 지나치게 강렬한 자극을 주는 일이라서 피해야 한다.

피부 :
아토피, 여드름, 알러지, 건선, 발진

Q. 단식을 시작하고 한 달 후부터 팔, 다리, 등 쪽으로 아토피 수준으로 피가 나도록 가려워 피부가 엉망이다. 혹시 명현반응인가?

A. 그렇다. 명현반응이다. 단식 중에는 그동안 아토피와 두드러기로 고생하던 사람과 간 기능에 이상이 있거나 약물을 오랫동안 복용한 사람은 해독과정에서 피부에 그런 증상이 나타날 수 있다. 냉온욕, 풍욕, 마사지로 적극적인 해독을 권한다.

Q. 아토피성피부염도 단식으로 좋아 질 수 있나?

A. 그렇다. 아토피성 피부염은 생활단식으로 해독을 해야 좋아지는 대표적인 질환이다. 아토피성 피부염이나 여드름 같은 피부병을 장기간 앓아온 사람은 오랫동안 약을 복용했기 때문에 피부병과

함께 위장병을 앓고 있는 사람이 많다. 단식을 하면 피부병뿐만 아니라 위장병까지 함께 나아진다. 피부병이나 아토피성 피부염이 있는 사람들은 단식을 진행하는 동안 반드시 풍욕과 냉온욕을 함께 해야 한다.

Q. 생활단식이 건선에도 효과가 있을까?

A. 생활단식은 건선에도 좋은 효과를 나타낸다. 그러나 단식을 끝내고 보식을 하고 일반식을 할 때 기름지고 칼로리 높은 음식, 설탕이 많이 들어간 음식을 먹거나 술을 자주 마시면 건선치료는 실패한다. 짧은 시간에 많은 음식이 들어오면, 더구나 꼭꼭 씹지 않아 제대로 분해되지 않은 음식물이 들어오면 우리 몸에서는 불완전연소가 일어나고 더 많은 열이 발생한다.

 이는 단순 칼로리로 계산할 수 없는 영향을 준다. 세포기능이상으로 대사의 효율이 떨어진 아토피 건선환자들은 더욱 그렇다. 단식 이후에 아침을 굶고, 점심과 저녁을 현미 생채식으로 바꾸고, 7시 이후에 간식을 먹지 않는 식습관을 들이는 것이 가장 좋다. 이는 장내 환경과 건선이 밀접한 관련이 있기 때문이다.

Q. 여드름으로 고생하고 있다. 단식으로 해결이 될까?

A. 여드름은 염증수치를 줄여야 좋아진다. 단식은 그 어떤 방법보다도 빠르게 염증 수치를 낮출 수 있는 방법이다.

Q. 아토피에도 생활단식이 효과가 있나?

A. 단식은 체내 독소제거에 탁월하다. 백혈구가 증가해 우리 몸의 염증성 질환이나 바이러스성 질환 같은 나쁜 균들을 없애준다. 피부가 맑아지며, 변비를 개선하고, 간, 위장, 신장, 대장, 방광, 폐 등의 장기가 좋아진다. 기계의 때를 제거하면 작동이 잘 되듯이 우리 몸도 단식으로 온몸 구석구석 세포까지 청소를 해주면 다시 원래의 기능을 회복한다.

실제로 단식으로 아토피를 고친 사례는 무수히 많다. 아토피는 식습관을 고치면 낫는 경우가 대부분이다. 모든 아토피가 완벽하게 좋아진다고 말할 수는 없지만, 아토피 대부분이 좋아지는 것을 확인할 수 있었다.

Q. 햇볕 알레르기가 있다. 생활단식으로 좋아질까?

A. 좋아진다. 햇볕을 쬐면 노출 부위에 오톨도톨한 구진丘疹이 생기고 가렵다가 습진 비슷한 피부염이 생긴다. 햇볕을 피하기는 비를 피하기보다 어렵다. 햇볕에 알레르기 증상이 생겨 피부염이 발생하는데, 노출 부위에 국한되어 생기는 것이 있고 전혀 엉뚱한 곳에 이유 없이 생기는 것도 있다.

피부염은 햇볕만 받아서 생기는 경우는 드물고 보통 다른 병을 고치기 위해 약을 먹었을 때나, 화장품에 함유된 어떤 물질이 햇볕과 광화학 작용을 일으켜 나타난다. 대개 강압이뇨제나 설파제가 주범인데, 고혈압 환자가 약을 먹고 햇볕에 노출되면 피부염으로 고생하고 해마다 재발하는 경우가 많다.

살을 빼는 약도 문제인데, 전문의의 도움을 받아 약을 끊든지 다른 약을 복용해야 한다. 이런 증상이 안 생기게 하려면 햇볕을 차단하는 것이 중요하다.

단식은 체내 독소제거에 탁월하다. 단식을 하면 백혈구가 증가해 우리 몸의 염증성 질환이나 바이러스성 질환 등 나쁜 균들을 없애준다. 그래서 피부가 맑아지고, 변비가 개선되며, 간, 위장, 신장, 대장, 방광, 폐 등의 장기가 좋아진다. 기계의 때를 제거하면 작동이 잘 되듯이 우리 몸도 단식으로 온몸 구석구석 세포까지 청소를 해주면 다시 원래의 기능을 회복한다. 실제로 단식을 통해 알레르기를 고친 사례는 무수히 많다.

Q. 체중이 줄면서 살이 처지지는 않나?

A. 생활단식은 된장차의 염분과 니시차의 미네랄를 이용하기 때문에 단식 후에도 처짐이 거의 없다. 있더라도 회복식을 지나 조절식에 들어가면 아주 예쁘게 탄력이 붙으면서 본래의 모습을 되찾을 수 있다. 생활단식은 부어 있던 몸에서 탄력 있는 얼굴과 몸으로 바뀌는 신비한 다이어트법이다.

Q. 단식 19일차부터 피부에 발진 같은 것이 나타나더니, 어제 아침에는 등이 몹시 가려웠다. 두드러기 같이 등이 오돌토돌하여 조금 걱정은 되었다. 그전에 가슴 사이에 생겼었는데, 병원은 안 가도 된

다고 해서 그냥 두었다. 그런데 등까지 그러니 걱정이 된다. 많이 가려우면 니시차를 바르라고 권해주었다. 니시차를 바르니 확실히 가려움은 줄었는데 발진이 상체 전체로 퍼지고 있다. 목덜미와 얼굴 입가 주위까지 나타났다. 명현현상으로 피부로 독소가 배출되는 거라는데 다음 주 동생 결혼식이 있어서 그전까지만 가라앉아 주기를 바라고 있다. 지금은 상체가 거의 발진으로 번진 상태다. 어떻게 해야 하는지 좋은 방법을 알려달라.

A. 커피관장과 냉온욕을 하면 좋아진다. 체내에 쌓여 있던 숙변, 독소, 노폐물 등이 밖으로 배출되고 있는 중이다. 장이 활력을 찾으면 피부가 맑아지고 깨끗하게 개선된다.

Q. 보식 후 다시 피부가 안 좋아졌는데, 다시 단식하는 게 좋을까?

A. 단식하면서 피부가 좋아졌다면 음식이 원인일 수 있다. 하지만 식습관이 예전으로 돌아간다면 피부는 전처럼 돌아갈 수밖에 없다. 단식을 하며 평소의 식습관을 바꾸는 계기로 삼는 것이 현명한 일이다.

조절식을 하면서 나에게 맞는 음식과 맞지 않는 음식을 구분해 보자. 단식은 3개월 정도 지나서 다시 하도록 하고, 그 사이에는 과일 채소 같은 식물성 위주로 먹고, 자극적인 것은 피해서 먹을 것을 권한다.

피와 혈관 :
당뇨, 고혈압, 고지혈, 중풍

Q. 생활단식을 하려면 먹던 약을 중지해야 하나?

A. 질병에 따라 다르다. 고혈압약, 당뇨약, 관절염약 등은 끊고 시작한다. 갑상선약이나 심장병 약은 끊는 것이 불안하면 먹으면서 진행을 해도 큰 무리는 없다. 약을 먹다가 단식으로 몸이 좋아져서 약이 필요 없는 상태가 되면 서서히 약을 줄인다. 검사가 필요하다면 검사를 받아야 한다.

Q. 저체중에 당뇨가 있다. 생활단식이 가능한가?

A. 물론이다. 당뇨는 단식을 하면 빠르게 좋아진다. 당뇨는 세포가 당을 거부해서 당이 세포 속으로 들어가지 못하고 소변으로 빠져 나가는 것이다. 세포를 굶기면 세포는 혈액속의 포도당을 가져다 에

너지로 사용한다. 단식으로 체온이 올라가면 대사기능이 높아져 운동을 한 것과 같은 효과가 있다. 단식은 이렇게 당을 조절한다.

Q. 인슐린을 맞고 있는데, 생활단식이 가능할까?

A. 인슐린을 맞는 사람은 우선 생채식과 니시차를 마시면서 인슐린이 필요 없는 몸을 만들어 놓고 생활단식을 시작한다. 당뇨가 오래되면 만성신부전이 생긴다. 인슐린 주사를 맞으면서 우주를 담은 밥상으로 아침식사를 하고, 점심 저녁은 현미밥에 자연식품으로 식사를 하면 된다.

다만 저혈당이 생길 가능성이 있으므로 늘 소금 사탕과 조청을 옆에다 두고 생채식을 해야 한다. 50일 단식 프로그램으로 8년 동안 달고 있던 인슐린 펌프를 떼어낸 사례도 있다. 한 번에 안 되면 두 번 세 번 해보면 당뇨는 분명 좋아진다.

Q. 생활단식 10일, 회복식 10일, 조절식 30일을 했는데 혈압이 안 내려간다. 단식에 실패한 것인가?

A. 고혈압은 여러 가지 원인으로 생긴다. 좋지 않은 음식을 먹어서 생긴 고혈압은 생활단식을 하면 쉽게 낫는다. 다른 원인으로 생긴 고혈압은 원인을 해결해야만 고혈압에서 벗어날 수 있다. 신장기능이 떨어지거나 선천적으로 콜레스테롤 수치가 높아서 혈압이 높은 사람은 혈압약을 먹으면서 월단식을 꾸준히 해야 한다.

하루 한 끼는 우주를 담은 밥상으로, 점심·저녁은 현미 채소식으로 하며 체질을 개선하면 혈압은 차차 정상으로 돌아온다. 그때 혈압약을 끊어도 된다.

Q. 고혈압인데 된장차를 이렇게 짜게 마셔도 되나?

A. 괜찮다. 소금은 혈압을 높이지 않는다. 소금은 물을 많이 섭취하게 하고 그 물이 혈압을 높인다는 것이 의학계의 주장이다. 그러나 이는 일시적이고 약간의 혈압상승일 뿐 전혀 문제가 되지 않는다. 물을 배출하면 곧 해소된다. 이러한 혈압을 생리적 혈압이라고 한다. 밥을 먹어도 혈압은 올라간다. 산소가 위장에 몰려 있어 뇌세포에 산소부족 현상이 일시적으로 일어난다. 이런 생리적 혈압은 문제가 안 된다. 산소 공급에 악영향을 주는 혈압만이 위험한 혈압이다. 소금 섭취로 물을 더 섭취해서 먹은 물이 배출되면서 몸속의 노폐물을 배출시킨다. 그러면 혈액이 맑아진다. 적은 압력으로도 세포에 산소 공급이 충분히 되니 혈압을 높일 이유가 없다.

Q. 혈압약을 복용하고 있는데 어지럽다. 혈압약의 부작용인가?

A. 어지럼증의 원인은 여러 가지다. 그중의 하나가 혈압약으로 혈압을 내리는 것이다. 약의 부작용이 아니라 약의 작용이다. 혈관이 좁은데 약으로 혈압을 내리면 그렇게 될 수 있다. 잠이 부족해도 어지럼증이 나타날 수 있다. 고혈압은 약이나 운동이 아니라 생활단식을 통한 꾸준한 혈관청소가 일 순위 치료법이다. 생활단식 이후에 음식을 가려 먹는 것이 가장 중요하다.

Q. 운동으로 당뇨와 고혈압을 치료할 수는 없나?

A. 운동이 당뇨와 고혈압 치료에 도움은 되겠지만, 완전히 치료하지는 못한다. 식습관을 바꾸지 않으면 치료되지 않는다. 운동만으로 당뇨와 고혈압을 치료할 수는 없다.

Q. 생활단식으로 긴장성 고혈압도 치료할 수 있나?

A. 단식을 하면 신경안정제를 먹은 것보다 더 고요하고 편안하게 된다. 생수단식은 극도의 배고픔을 동반하지만 생활단식은 그조차도 없다. 배고픔에 허덕거리지 않아도 된다.

몸이 음식을 처리하는 데는 엄청난 에너지가 들고, 수백 종류의 화학작용이 일어나기 때문에 시끄럽다. 우리 귀에는 들리지 않지만 몸속은 소란스럽다. 단식은 시끄러운 시간을 없애고 온전히 고요한 시간으로 바꾼다.

음식물을 거의 먹지 않는 단식은 소화기관 전체의 혈액순환을 24시간 일정하게 만들어 준다. 피의 흐름이 고요하면 몸도 고요하게 된다. 아침부터 밤까지 소화기관은 자신과 몸 전체에 필요한 최소한의 액체만 받아들인다. 입도 쉬고 식도도 쉬고 위 십이지장 소장 대장 간장 췌장 모두 쉰다.

잘 쉬는 몸은 고요하다. 몸 안의 고요함은 몸 밖으로 퍼져나간다. 그리하여 관계의 고요함으로 이어진다. 그러니 명상의 시간을 따로 낼 필요도 없다. 단식자체가 피의 흐름을 명상상태로 만들기 때문이다. 긴장성 혈압은 생활단식을 생활화하면 저절로 사라진다.

Q. 고혈압이 있다. 게다가 가끔 통풍증세가 나타나서 약을 복용하는데 생활단식이 가능한가?

A. 단식을 하다보면 일시적으로 통풍이 악화할 수가 있다. 그래서 통풍환자는 10일 기본단식을 하고 회복식과 조절식을 마치고 다시 단식을 하는 과정을 반복하면 바로 좋아진다.

Q. 당뇨합병증으로 당뇨망막증이 생겼다. 당뇨 망막증은 한번 생기면 치료가 안 된다는데 치료 방법이 있을까?

A. 당뇨로 인한 망막증은 한번 생기기 시작하면 중단시키기가 쉽지 않다. 그러나 원리에 맞게 치료하면 얼마든지 진행을 중단시킬 수 있을 뿐만 아니라 어느 정도까지 호전도 가능하다.

올바른 치료법이란 약으로 혈당을 잘 조절하는 것을 의미하는 것이 아니다. 혈관을 깨끗하게 청소하는 것을 말한다. 혈당이 잘 조절되어도 혈관이 관리되지 않는 경우가 많다. 그러므로 혈관 관리에 관심을 기울여야 한다.

생활단식을 통해 혈관을 청소하고 난 다음 모든 종류의 동물성 식품을 완전히 끊고 자연에 가까운 식물성 식품만 먹어야 한다. 아침 한 끼는 우주를 담은 밥상을 먹고, 점심과 저녁은 현미, 채소, 해조류 등을 먹으면 된다.

Q. 중풍도 생활단식으로 좋아 질 수 있나?

A. 뇌졸중중풍은 뇌혈관이나 뇌주변 혈관의 병변과 심장질환, 혈액 이

상 등으로 일어나는 급성 또는 만성 신경장애다. 의식장애·언어장애·운동 마비 등이 발생할 수 있으며 '중풍'으로 알려져 있다. 이미 생긴 중풍은 회복하기 힘들지만 재발하지 않도록 노력해야 한다.

단식을 하면 우리 몸은 외부에서 영양공급이 없으므로 온몸의 불필요한 조직을 찾아 혈액순환과 신진대사를 활발하게 한다. 이 과정에서 과잉된 영양분을 태워 노폐물과 독소를 제거해 혈액을 깨끗하게 만든다. 단식은 보이지 않은 미세한 혈관까지 청소하여 중풍을 예방하는 최고의 방법이다.

Q. 느린 맥박과 부정맥으로 와파린 처방을 받았다. 와파린 약을 먹으면서 생활단식을 할 수 있나?

A. 와파린은 혈전 생성 방지제다. 니시차와 된장차 속에 들어있는 해조추출물은 와파린과 거의 같은 작용을 하는 천연물질이다. 약을 끊기가 두려우면 당분간은 같이 먹다가 차차 끊으면 된다. 생활단식 후에 생채식으로 몸을 바꾸면 심장 질환은 저절로 좋아진다.

Q. 고지혈증도 생활단식을 하면 좋아지나?

A. 물론이다. 인체 스스로 자연스럽게 피를 맑히는 단식이야말로 고지혈증의 가장 근본적인 해결법이다. 물론 단식이후에 생활습관 변화가 반드시 필요하다. 단식을 통해 소식하는 습관을 들여야 한다.

고지혈증이란 혈액 내에 지질성분 콜레스테롤 등이 정상 이상으로 늘어난 상태를 말한다. 눈꺼풀 가장 자리에 살점이 노랗게 튀어 나오거나, 황색관증이나 각막 자리에 흰 테가 나타나는 사람은 한 번쯤 고지혈증을 의심해볼 필요가 있다.

또한 손바닥에 노랗게 줄무늬가 생기거나, 손등이나 무릎에 노란 두드러기가 나고, 아킬레스건이나 팔꿈치에 사마귀가 올라오거나, 선천적으로 고지혈증 병력이 있거나, 간 기능이 약한 사람들도 조심해야 한다. 일반적으로 고지혈증 자체는 피곤함을 많이 느끼는 증상이외에 큰 문제가 없으나, 시간이 흐르면 심각한 성인병으로 발달한다. 최근에는 고지혈증이 오히려 젊은 사람에게서 더 많이 발생하고 있다.

저혈당과 어지럼증

Q. 배고픔을 참지 못하는 사람도 있는데, 이런 사람은 단식을 하기가 좀 어렵지 않을까?

A. 크게 어렵지 않다. 아주 굶는 것이 아니기 때문이다. 내가 설계한 생활단식 프로그램은 누구나가 생활 속에서 단식을 실천할 수 있도록 만든 것이다. 공복감과 탈력감을 최소화할 수 있는 유용한 수단을 많이 가지고 있다.

수시로 따끈하게 마셔주는 니시차는 미네랄 공급원이며 위장을 이완시켜 주고 체온을 유지해주기 때문에 단식 시에 생기는 냉증과 무력감을 줄여준다. 된장차는 염분과 단백질을 공급하고, 현미조청에 있는 탄수화물은 단식의 부작용을 줄여준다. 마음만 굳게 먹으면 언제든지 성공할 수 있다.

Q. 한 끼만 굶어도 손이 덜덜 떨리고 머리가 띵한 사람도 생활단식을 할 수 있나?

A. 생활단식은 일상생활을 하는데 문제가 없는 사람은 누구나가 할 수 있다. 손이 떨리고 머리가 띵한 건 전형적인 저혈당 증상이다. 현미조청을 한 숟가락 먹으면 된다. 처음 3일을 넘기면 된다. 위벽에서 나오는 글렐린이라는 식욕 호르몬의 분비량이 단식 3일째부터 줄어들어 식욕이 감소한다. 그래서 3일만 지나면 본인의 의지로 누구나 단식을 성공할 수 있다.

3일 후부터는 당분이 부족하기 때문에 뇌는 체내에 축적되어 있는 다른 물질을 자신의 에너지원으로 소비한다. 케톤체를 에너지원으로 사용하는 뇌는 뇌파의 하나인 알파파를 내보내고, 이 알파파를 전달받은 뇌하수체는 베타 엔도르핀을 더 많이 분비하라는 명령을 내린다. 알파파는 긴장 이완과 관계가 있고, 베타 엔도르핀은 쾌감 물질이라는 별칭이 있다.

결국 이런 물질의 분비가 증가하면 상쾌한 기분이 들고 마음에 평정이 찾아와 긴장이 이완되는 릴렉스relax 상태가 된다. 10일이 지나면 우리 몸은 고요해지면서 편안함을 느끼게 된다. 종교에서 심신의 정화를 위해 단식을 선택했던 것도 몸속의 이런 변화를 직접 체험했기 때문이다.

Q. 생활단식을 시작했는데 저혈당이 올 수 있나?

A. 저혈당이 올 수 있다. 그래서 에너지 대사변환이 일어나는 3~4일

동안은 저혈당 예방을 위해 조청을 자주 먹어야 한다. 등산이나 수영을 하고 목욕탕을 갈 때 소금사탕을 입에 물면 저혈당을 막을 수 있다.

저혈당이 되면 기운 없고 몸이 떨리며, 창백, 식은땀, 현기증, 홍분, 불안감, 가슴 두근거림, 공복감, 두통, 피로감 등이 있다. 저혈당증이 오래 지속되면 경련이나 발작이 있을 수 있고 쇼크 상태가 초래되어 의식을 잃을 수도 있다. 기운이 없고 식은땀이 나는 증상이 보이면 혈당 측정이 가능하면 검사로 확인한 후 저혈당이 더 진행되기 전에 혈당을 올릴 수 있은 음식 주스, 사탕, 설탕 등을 섭취해야 한다.

Q. 단식 중에 갑자기 다리 힘이 풀리고 어지러웠다. 곧 괜찮아지기는 했는데 어떻게 해야 할지 모르겠다.

A. 단식 중 어지럼증은 저혈당이나 저혈압이 원인인 경우가 많다. 저혈당일 때는 조청을 얼른 두어 숟가락 먹고 적당히 움직여 주면 바로 좋아진다. 저혈압이 원인이면 된장차를 몇 번을 반복해서 마시면 된다.

사실 어지럼증은 원인은 다양하다. 그래서 어지러울 때 이렇게 해야 한다는 답을 하기는 어렵다. 정확한 진단은 검사를 해봐야 알 수 있다. 어지럼증의 상당 부분은 나쁜 생활습관 때문에 생긴다. 생활단식 이후에 생채식을 생활화하고 잠을 충분히 자고 적당히 운동하면 대부분의 어지럼증은 없어진다.

Q. 쪼그려 앉았다 일어나면 어지러운데, 철분 부족인가?

A. 저혈당 증세다. 소금사탕이나 조청을 드시면 바로 좋아지고 조절식에 들어가면 저절로 사라지는 현상이니 걱정 안해도 된다.

단식 중에 나타나는 저혈당 증상

- 단식 중 나타나는 증상은 심한 탈진감, 식은 땀, 지독한 공복감, 손가락이 가늘게 떨리는 현상 등
- 단식 전 공복 시 혈당치는 대략 70~100mg/dl가 정상이다.
- 단식 중에는 혈당치가 내려가서 70 내지 50mg/dl, 드물게는 45mg/dl가 되는 사람도 있다.
- 일반적으로 50mg/dl 이하가 되면 저혈당 증상이 일어나고, 심하면 정신을 잃으며, 나아가서는 뇌장애가 일어나기도 한다.

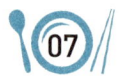

뼈 :
골다공증, 관절

Q. 단식을 하면 칼슘이 빠져 나간다고 하던데 사실인가?

A. 사실이다. 단식 기간 동안은 칼슘이 빠져 나간다. 하지만 단식을 마치고 회복식에 들어가면서부터 상황이 완전히 바뀐다. 장내 환경을 산성화하여 칼슘의 용해도를 증가시키고, 세포를 통한 투과를 촉진시키며, 칼슘 결합 단백질의 합성을 유도하여 능동투과 또한 증가시킨다. 이렇게 하면 칼슘흡수율이 엄청나게 높아진다. 단식을 마치고 나면 갱년기에도 청소년기 때만큼의 칼슘흡수율을 나타낸다.

Q. 생활단식을 하면 골다공증이 생기는 건 아닌가?

A. 골다공증은 수년에서 수십 년에 걸쳐서 서서히 진행되는 병이므로

10일간 단식을 했다고 해서 없던 골다공증이 갑자기 생기지는 않다. 그러므로 1년에 한차례씩 단식을 하는 것은 아무런 문제가 되지 않는다. 단, 무리한 다이어트로 체중이 너무나 적게 나가고 그런 상태가 오래 지속되면 그것 자체가 골다공증의 위험인자가 될 수는 있다. 적절한 운동과 체중유지가 전제된다면 일 년에 한두 차례 단식은 골다공증에 문제가 없다.

Q. 골다공증도 생활단식으로 나을 수 있을까?
A. 골다공증을 예방하고 치료하려면 음식을 가려먹고 운동을 해야 한다. 알칼리성 식품을 먹으면 뼈가 단단해진다. 현미, 채소, 과일은 알칼리성 식품이다. 반면에 동물성 식품은 산성식품이다. 뼈는 고정된 장기가 아니라 빠르게 리모델링이 된다. 그러므로 지금부터 노력하면 얼마든지 치료가 가능하다.

특히 단식을 하고 나면 몸이 칼슘을 흡수하는 능력이 청소년기만큼이나 좋아지기 때문에 골다공증이 호전된다. 골다공증의 원인 중 한 가지는 산성식품을 먹는 것인데, 생활단식으로 단번에 산성식품에서 자유로워질 수 있다. 산성식품인 동물성 식품을 끊고 알칼리성 식품인 우주를 담은 밥상을 먹으면서 현미밥을 생활화하면 골다공증은 곧 좋아진다.

Q. 단식이 척추 디스크에 효과가 있나?
A. 효과가 있다. 수술해서 연골을 제거하는 방법이 두려운 것은 거기

에 신경이 많이 통과하기 때문이다. 수술은 신경에 손상을 주지만, 단식은 그럴 염려가 없다. 단식은 칼을 대지 않는 수술이다. 목뼈의 어긋남은 붕어운동→경침→모관운동→붕어운동을 반복하면 정상으로 돌아온다. 요추의 어긋남은 모관운동과 붕어운동으로 확실히 치료된다. 단식을 하면서 이런 요법을 병행하면 그 효과는 3배가 된다.

신장:
신장염, 신부전, 신장투석

Q. 신장병 환자도 생활단식이 가능한가?

A. 2박 3일 단식은 오히려 신장에 부담을 주지 않으면서 우리 몸에 휴식을 주는 좋은 방법이다.

Q. 오래된 당뇨 때문에 만성신부전증이 왔다. 단식을 할 수 있을까?

A. 만성신부전증은 긴 단식을 못한다. 먼저 2박 3일 단식으로 장청소를 한다. 이후 아침 한 끼는 생채식으로 하고, 점심과 저녁은 현미자연식으로 하면서 몸을 만든다. 이렇게 해서 어느 정도 자신감이 생기면 생활단식을 시작한다. 현미 생채식을 하면 칼륨이 상승할 수 있기 때문에 먹지 말라고 하는데 칼륨이 많이 들어 있는 음식을 먹어야 만성신부전증이 근본적으로 해결되고 칼륨도 상승하지 않

는다.

Q. 만성신부전증으로 투석 직전이다. 동맥경화나 비만은 아닌데 생활단식이 가능할까?

A. 만성신부전이 생긴 원인에 따라서 가능한지 불가능한지 결정할 수 있다. 고혈압이나 당뇨로 인한 만성신부전은 생활단식으로 좋아진다. 짧은 단식을 반복하여 실천해 보고 몸이 좋아지면 그때 긴 단식에 들어가면 된다.

간 :
간염, 지방간

Q. B형 간염 보균자도 생활단식이 가능할까?

A. 가능하다. 생활단식으로 오래된 B형 간염 보균자가 회복되는 것을 여러 번 보았다. 생활단식 이후에 한 끼 우주를 담은 밥상을 먹으면서 키토산을 복용하면 좋아진다.

Q. 지방간이나 간 질환에 단식이 도움이 되나?

A. 도움이 되는 정도가 아니다. 지방간이나 간 질환이 있는 사람은 반드시 해야 한다. 뇌가 사고와 행동의 중추이고, 심장이 순환계의 중추라면, 간은 신체 대사의 중심이라 할 수 있다. 지방간이 있다면 대사 이상뿐만 아니라 간질환 예방을 위해 반드시 단식을 해야 한다.

간에 지방이 과도하게 축적되어 간세포 속에 지방 덩어리가 커지면, 핵을 포함한 간세포 기능이 떨어지게 된다. 그래서 지방간이 있으면 당뇨병, 고지혈증을 촉진할 수 있다. 지방간 자체가 특별한 증상을 일으키지 않는다 하여도 이는 반드시 개선해야 한다.

단식을 하면 과잉영양과 독소가 빠져 나가게 되면서 간장비대의 경우는 간장이 수축하게 되고, 간경화는 간연화가 되어 정상 상태로 돌아온다. 또 혈액은 영양 공급이 끊어지게 되므로 피가 맑아져 흐름이 좋아지고 세포조직의 구석구석까지 돌게 된다. 혈액량도 최소가 되므로 고혈압이 좋아지고, 혈액 속의 포도당을 에너지로 사용하게 되므로 당뇨도 좋아진다.

Q. C형 간염인데 생활단식이 도움이 될까?

A. C형 간염은 바이러스에 의한 질병이지만 단식을 통한 해독 요법으로 좋아질 수 있다. 내 단식 프로그램은 체내 노폐물을 제거, 즉 해독하는 데 중점을 두고 있다.

생활단식의 기본 원리는 이렇다. 우리 몸은 먹지 않아도 일정 기간 활동이 가능하다. 외부에서 음식물이 들어오지 않으면 몸은 자동적으로 몸속에 있는 비상식량, 즉 축적돼 있는 체지방이나 불필요한 세포 등을 에너지로 바꾸어 소비하기 때문이다. 이에 따라 자연스럽게 체내 독소가 제거되고 체중이 줄어든다.

단식은 또한 혹사당했던 몸의 각 장기를 푹 쉬게 한다. 간, 콩팥, 위장, 소장 등이 휴식을 하면서 제 기능을 회복한다. 자연스럽게 질병에 대한 치유력이 커진다. 이를 통해 온몸에 정화작용이 일어나는 것이다.

메스꺼움, 구역질

Q. 단식 중 속이 메스껍고 구역질이 난다. 니시차와 된장차도 먹기 싫어졌다. 어떻게 하나?

A. 단식 중에 나타나는 명현반응 중에서 빈도가 많고 가장 골칫거리가 메스꺼움과 구역질이다. 쌀 한 스푼을 1500cc에 넣고 끓여서 조금씩 수시로 마시고 생된장을 콩알만 하게 떼어서 씹어 먹으면 좋다.

단식 중에 메스꺼움이나 구역질이 일어나면 우선 위궤양이나 십이지장궤양이 아닌지 의심해 봐야 한다. 위벽이 조금이라도 헐어 있을 경우에는 예외 없이 단식 중에 메스꺼움이나 트림, 또는 구역질이 나타난다. 이럴 때는 바로 현미와 차조를 불려서 갈아서 미음을 만들어 3일간 먹고 증상이 완화되면 단식을 계속 이어간다.

Q. 생활단식 7일차다. 원래 10일 예정이었는데 마무리 할까 한다. 7일차인데 속쓰림 증상이 나타나는데 관장을 따로 안해서인지 머리도 아프고 메슥거리기도 한다. 이유가 무엇인가?

A. 생활단식은 맨 처음 다비움으로 장청소를 하고 시작하기 때문에 다른 단식에 비해서 이런 현상이 많지는 않지만 가끔 위장이 좋지 않은 사람들한테 나타나는 공통 현상이다. 속쓰림은 장점막에 숨어있는 상처의 염증이 드러나면서 쓰린 것이다. 음식이 차있을 때는 상처가 숨어 있다가 속이 빈 상태에서 드러나는 것이다. 흔히 말하는 명현현상 또는 호전 반응이다.

위염이 있던 사람은 생된장을 꼭꼭 씹어서 먹고 니시차를 아주 따끈하게 끓여서 홀짝 홀짝 마셔 주면 통증이 가라앉게 된다. 메슥거림은 장이 깨끗하게 청소가 되지 않았을 때도 나타나는 경우가 있으므로 다비움을 마셔서 노폐물을 빼주고 커피관장으로 다시 한번 속을 다스려 주면 된다.

그래도 안 될 때는 1500cc 물을 붓고 생쌀을 한 스푼 넣어서 푹푹 끓인 다음 물만 마신다. 그렇게 이삼 일 지나면 저절로 좋아진다.

Q. 7일째 단식인데 어지럽고 토하고 싶다. 니시차도 못 마시겠고 된장차는 더욱더 마시기가 힘들다. 어떻게 하면 되나?

A. 사람마다 개인별 몸 상태에 따라 자각현상은 크게 달라진다. 생활단식에서는 7일차에 이런 현상이 생기는 사람들이 많다. 단식 중 나타나는 현상은 내 몸 스스로 치유할 곳을 찾아서 치유를 행하는

과정에서 나타나는 현상인 만큼 믿음을 갖고 버티면 2~3일 후에는 언제 그랬냐는 듯이 말짱해진다. 미음을 종이컵 1/3컵씩 하루 대여섯 번 마시거나, 동치미 국물을 두어 스푼씩 먹어 주는 방법도 있다.

Q. 위궤양이 있는데 단식을 할 수 있을까?

A. 단식 전 폭음과 폭식으로 위벽이 헐은 사람에게는 생된장이 진통 효과가 있다. 생된장을 콩알만 하게 떼어서 꼭꼭 씹어 먹은 후에 현미죽을 먹으면 효과가 가장 좋다. 위나 십이지장의 궤양으로 출혈이 있으면 아래와 같이 하여 메스꺼움이나 구역질을 우선 멈추게 한 후 회복식에 들어가야 한다.

현미죽을 만들려면

1. 물 2홉 360cc 에 현미가루 50g, 차조 10g을 넣고 불에 올려, 끓으면 곧 약한 불로 하고 눋지 않도록 젓는다. 약 5분에서 7분간 익히면 된다.
2. 이렇게 만들어 약 30분 기다렸다가 먹기 직전에 다시 한 번 가볍게 데우면, 곡식 알갱이가 속까지 완전히 풀려서 풀같이 되어 맛있는 죽이 된다.

Q. 장관의 유착이 있는데 단식을 할 수 있나?

A. 장관유착의 원인은 자궁근종이나 난소낭종의 수술을 받았거나 맹

장염, 위나 십이지장궤양, 담석증 등의 수술을 했거나 장결핵이 걸린 전력 때문이다. 심한 복통, 구역질 같은 증상까지는 안 가더라도 가벼운 복통을 수반한 구역질이 생길 가능성이 있다. 증상이 나타나면 단식을 중지하고 즉시 미음을 조금 적은 듯이 먹는 것이 좋다.

일반적으로 장관의 일부에 유착이 있는 사람이 아주 많은데, X-레이 검사로도 드러나지 않는다. 가벼운 유착도 단식요법 등으로 장관이 비게 되면 가벼운 장협착의 상태가 되며, 메스꺼워지고 때로는 구역질을 할 수도 있다.

장관유착에 좋은 치료법은 붕어운동·풍욕이고, 아침저녁으로 발목펌프를 500회씩 한다. 다량의 숙변이 정체해 있다가 단식에 의하여 장관이 비면 가벼운 폐색상태 또는 협착이 일어나 메스꺼움이나 구역질이 나타날 수도 있다. 커피관장을 아침저녁으로 해주는 것도 도움이 된다.

Q. 토하기 쉬운 체질이 있나?

A. 단식은 자기의 육체지방과 단백질를 연소시켜 에너지원으로 사용한다. 이는 완전한 육식이므로 혈액이 산성화된다. 더구나 비타민류가 공급되지 않아 불완전연소가 되기 때문에 아세톤·케톤 같이 혈액을 산성화하는 물질이 생긴다. 단식 첫날이나 둘째 날 소변을 검사해 보면 거의 모든 사람은 케톤체가 강한 양성이 된다.

이와 같이 산성 위에 다시 산이 중첩되면 체액의 산과 알칼리 균형을 유지하기 힘들게 되며, 그래서 인체는 최종적 수단으로 위액을 뱉어 내서라도 산과 알칼리 균형을 맞추려고 토하게 된다. 극히 드물지만 녹내장, 요독증 등으로 메스꺼움이나 구역질이 나타나는 수도 있다.

Q. 췌장염도 단식으로 좋아질 수 있나?

A. 췌장염은 원인이 확실하게 밝혀지지 않은 병이지만, 통상 술을 많이 마시는 사람이 잘 걸린다. 급성이 많다. 심하게 복통이 와서, 구급차에 실려 응급실로 입원하는 경우가 많다.

 병원에서는 간단한 검사로, 췌장염이 의심되면 아무 조치도 하지 않는다. 무조건 아무것도 먹지 말고 기다리라고 한다. 물도 먹을 수 없다. 환자는 아파서 못 견딜 정도인데 아무 치료도 해주지 않고 그냥 굶으라고 하니 답답할 뿐이다. 하지만 이러한 의사의 조치는 당연한 것이다.

 췌장은 소화액과 인슐린을 분비하는 곳인데, 이곳에 이상이 생기면 췌장은 쉬어야 한다. 입으로 음식물이나 물이 들어가 갑상선을 지나면, 췌장은 무엇인가 들어오는 것을 감지하고 활동을 시작하면서 통증이 심해진다. 그러니 굶는 것이 최선의 치료법이다. 24시간에서 48시간 정도만 굶으면 말짱하게 낫는다.

Q. 원인 모를 통증으로 고생하고 있다. 단식이 도움이 될까?

A. 생활단식은 이유를 모르는 아픔을 내 몸 스스로 치유한다는 것이 가장 큰 장점이다. 통증도 단식을 하게 되면 처음에는 더 심해지기

도 하겠지만 단식이 끝나고 나면 자신도 모르게 줄어든다. 단식은 건강할 때 하는 내 몸의 정화 작용이며 35억년 동안 생명이 진화를 거치면서 유전자 속에 잠재되어 있는 자연 치유력을 활성화하는 최고의 방법이다.

내 몸 어디에 고장이 있는지 단식을 해보면 알 수 있다. 공복이 될수록 상쾌해지면 건강체이고 산성체질이나 병약자일수록 호전 반응이 심하게 나타날 수 있으며 의약품을 많이 쓴 사람일수록 반응이 심하게 나타난다.

Q. 방광이 좋지 않다. 낮에 화장실도 자주 가고 밤에도 화장실 문제로 잠을 푹 못 잔다. 생활단식을 하면 좋아질까?

A. 물 섭취를 늘리면 방광염 증상은 감소한다. 소변을 자주 보는 원인 중 하나는 오줌에 자극성 물질이 많기 때문이다. 단식을 하는 동안 하루 2500cc의 니시차를 마시기 때문에 처음 며칠은 힘들지 몰라도 차차 좋아지는데, 단식 중에 각탕을 하면 더욱 빨리 좋아진다. 각탕에 들어가기 전 따끈한 된장차를 한잔 마시고, 끝난 후에는 귤이나 오렌지를 즙내서 반 컵 정도 마시면 저절로 좋아진다.

Q. 역류성 식도염, 위염, 대장염, 소화불량인데 생활단식을 해도 될까?

A. 단식을 올바른 방법으로 제대로만 하면 대부분 질병에 좋은 효과를 볼 수 있다. 선천적으로 약하게 태어난 부위도 튼튼하게 만들 수 있다. 간헐적 단식을 실천한 아놀드 홍의 체험담으로 역류성 식도

염은 답을 대신 한다.

"역류성 식도염이 있었어요. 다섯 끼째 먹으면 트림도 나고 힘들었는데 단식하면서 거의 나았어요. 하루 네 잔씩 마시던 커피도 끊었더니 불면증이 없어지고 잠이 정말 잘 와요. 공복 상태에서도 웨이트 기구 드는 무게가 늘었고요. '배부른 사자는 빨리 뛰지 않는다'는 말이 무슨 뜻인지 알게 됐어요. 그리고 공복일 때 나는 '꼬르륵'소리를 즐기게 됐어요. 배고프다고 느끼면 힘들지만 오히려 저를 건강하게 해주고 장수시켜주기 때문에 즐거워요."

아놀드 홍은 몸을 쓰는 직업이기 때문에 몸이야말로 얼마나 정직한지 잘 알고 있다.

통풍, 류머티즘, 빈혈 등

Q. 생활단식이 통풍에도 효과가 있을까?

A. 효과는 있지만 통풍환자는 긴 단식은 못한다. 10일 단식을 반복 하면서 회복식 이후에 조절식을 꾸준히 하면 통풍이 저절로 사라진다. 단식과 함께 각탕을 해주면 빨리 좋아진다. 통풍은 동물성 식품을 먹을 때 잘 생기는 병이다. 그러므로 모든 동물성 식품을 완전히 금하고 현미밥, 채소 반찬, 과일만 먹으면 상당히 좋아질 것이다. 통풍이 오래되면 신장이 나빠지므로 신경을 써야 한다.

Q. 생활단식으로 류머티즘이 완치될까?

A. 자가면역질환에 생활단식은 매우 좋다. 병이 얼마나 되었느냐에 따라, 또 병의 정도에 따라서 결과가 다르기 때문에 완치 여부까지

는 확답할 수 없으나 생활단식이 큰 도움이 될 것이다.

젊은 시절에는 신진대사가 잘 되기 때문에 몸속에 그렇게 많은 노폐물이 축적되지 않는다. 하지만 40~50대가 되면 피부에 종기가 생기기도 하고, 근육 류마티스나 신경통, 중풍, 암이 생기기도 한다. 이것은 대개 몸속에 불순물이 쌓임으로써 생겨나는 노폐물의 자가 중독이다.

단식을 하면 맨 먼저 간에 저장해둔 글리코겐을 먹고 다음에는 엉덩이, 장딴지, 배에 붙어 있는 과잉지방을 연소시켜서 에너지원으로 활용한다. 혈액 속의 백혈구白血球도 외부에서 영양분이 들어오지 않으면 살기 위해서 몸속에 침입한 세균이나 노폐물들을 닥치는 대로 잡아먹는다.

원인 불명의 만성 염증성 질환인 류마티스는 단식으로 자가 치유력이 높아지면 저절로 좋아진다. 류마티스성 관절염은 감기, 편도선을 비롯한 감염성 질환이 증상을 악화시키는 요인이므로 몸을 차게 하는 것, 습한 데서 생활하는 것 등을 삼가야 한다. 류머티즘의 안내자가 되는 편도선염을 제때에 치료받고 감기에 걸리지 않도록 주의할 필요도 있다. 충치, 귀앓이를 비롯한 염증성 질병이 있을 때는 소홀히 하지 말고 제때에 치료받는 것도 중요한다.

나는 만성신우신염 환자다. 오혜숙 생활단식은 나의 체험을 통해 만들어 낸 프로그램이기 때문에 신장을 보호하는 데 모든 프로그램이 특화되어 있다.

장국을 먹어 염분을 맞춰주고, 자연의 곡식에서 얻은 칼슘을 섭취

함으로써 체내 전해질 농도를 맞춰주고 삼투압을 맞추려 노력했다. 그러므로 통풍이나 신장으로부터 오는 질환이 있더라도 단식을 하는 데는 큰 무리가 없다.

Q. 관절염으로 한의원에 갔더니 단식이 내 몸에 안 맞는다고 한다. 그래도 단식을 하면 좋아질까?

A. 생활단식은 누구나가 실천할 수 있다. 단식으로 관절염이 크게 좋아지는 사람을 여럿 보았다. 단식은 염증을 누그러뜨리는 효과가 있기 때문이다. 체질은 고정된 것이 아니고 변한다. 바람직한 체질을 염두에 두고 식습관을 바꾸면 체질을 개선할 수 있다. 또한 체중의 증가는 관절염에 치명적이다. 단식을 하면 체중이 줄어드니 관절염에 좋을 수밖에 없다.

Q. 철 결핍성 빈혈이라 철분제를 복용하고 있다. 단식이 가능할까?

A. 철 결핍성 빈혈에는 단식 이후에 아침에 우주를 담은 밥상에 케일가루를 섞어서 먹고 현미밥, 녹색잎 채소, 과일을 먹으면 대부분 좋아진다. 동물성 식품은 먹지 않아야 한다. 헤모글로빈 수치가 모자란다고 빈혈약을 먹고, 혈당치가 높다고 당뇨약을 먹고, 혈압이 높으면 혈압약을 복용하는 등의 조치는 근본적인 조치가 될 수 없다. 오히려 약을 복용하고 있는 동안 몸 안에서 헤모글로빈을 생산해 내고 혈당이나 혈압을 조절하는 능력이 약화되어 간단하게 해결될 수 있는 증세를 고질화하고 시간이 갈수록 난처한 상황에 처할 우

려가 크다. 단식을 통해 내 안에 잠재되어 있는 자연 치유력을 회복시켜 주면 저절로 좋아진다.

Q. 평소에 잘 먹는 편인데 빈혈이 있다. 단식을 하면 영양소가 부족해지기 때문에 철분 결핍으로 빈혈이 더 심해지지 않을까?

A. 칼슘과 철분은 먹는 양이 중요한 것이 아니라 흡수되는 양이 중요하다. 단식 이후에는 장벽 두께가 정상화되어 흡수율이 높아지게 되므로 철분이 불필요하게 새어나가는 것을 최소화시켜 준다. 음식을 섭취하면 체내의 혈액이 소화기관에 집중되어 전체적인 몸에 돌며 순환작용을 해야 할 혈액의 역할을 빼앗는다.

피에 들어 있는 헤모글로빈 성분은 세포가 일을 하고 남은 이산화탄소와 찌꺼기에 결합하여 심장으로 전달하고 간에서 이를 해독시켜 맑은 피를 생성해 낸다. 일종의 노동이다. 이러한 노동력을 음식을 먹게 되면 위에 쏟아붓게 되므로 빈혈이 오는 것이다.

화장, 목욕 등 일상생활

Q. **단식 중 화장은 해도 되나?**

A. 화장은 피부가 숨 쉬는 것을 방해한다. 피부가 숨을 쉬지 못하면 당연히 독소를 몸 밖으로 배출하지 못한다. 또한 화장품 성분이 피부를 자극해 피부 트러블을 일으킬 수도 있다. 될 수 있으면 화장을 안 하는 것이 좋지만 어쩔 수 없다면 최소한의 화장을 하고 천연재료를 사용한 화장품을 사용하길 권한다.

Q. **오혜숙 생활단식의 화장품은 시중의 것과 무엇이, 어떻게 다른가?**

A. 우리의 위장이 내피라면 외피 역시 하나의 장기라 보았다. 피부도 단식이 필요하다. 각종 첨가물로 오염된 음식을 소화하느라 고생한

몸에 휴식을 주듯, 피부에도 첨가물이 최소화된 화장품이 필요하다. 오혜숙 생활단식에서는 자연의 부모인 바다로부터 추출해 낸 UJW8575라는 해조류 특허물질로 천연의 방부력과 보습기능을 더했고, 피부의 휴식에서 더 나아가 환경오염을 최소화하는 것까지 고려했다.

Q. 단식 중에 머리를 감고 목욕을 할 때 주의해야 할 점이 있나?
A. 될 수 있으면 베이비 비누로 머리를 감고 샴푸는 사용하지 않는다. 목욕은 온탕에서 몸을 덥힌 후 냉온욕을 교대로 하는 것을 원칙으로 한다. 단식 중에는 매일 목욕을 하는 것이 좋다. 전신의 1/3의 노폐물은 피부를 통해서 배출된다. 단식의 최대 목적은 신속한 유해물질의 배출이므로 피부모공을 충분히 열어놓고, 피부를 통하여 노폐물이 나가도록 하는 것이 중요하다.

가장 안전한 피부호흡법은 풍욕이며, 가장 좋은 목욕법은 냉온욕이다. 미온탕으로 시작해서 냉수욕으로 마무리하거나 또는 타월 같은 것에 물을 적셔 몸을 깨끗하게 닦아도 된다. 단식 중에 온욕은 신체를 피로하게 만들기 쉽고 활력을 빼앗기 때문에 해서는 안 된다.

Q. 단식중에 탈모가 진행될까 걱정이다. 괜찮은가?
A. 생활단식은 단식 중에 필수 미네랄과 염분, 단백질, 탄수화물을 공급하기 때문에 탈모는 거의 일어나지 않는다. 혹시라도 탈모가 진

행된다면 된장차를 좀 더 짜게 먹으면 탈모가 멈추고, 회복식에 들어가서도 된장차를 수시로 마시면 오히려 머리숱이 늘어난다. 니시차와 된장차를 규칙적으로 마시면서 단식을 하면 기본적 대사에 필요한 영양분이 공급되기 때문에 탈모 걱정은 안 해도 된다. 비듬이 있던 사람이라면 단식 사흘이면 비듬이 사라지는 걸 볼 수 있다.

Q. 담배, 알코올, 커피는 모두 금해야 하나?

A. 담배, 알코올, 커피는 모두 금해야 한다. 단식은 금주와 금연을 할 수 있는 좋은 기회다. 2주일간 단식하면 담배나 술에 대한 욕망이 없어진다는 것을 수백 명의 경험에서 알 수 있다. 생활단식을 시작하면 알코올에 대한 흡수율이 평소의 3배 이상으로 강해지기 때문에 급성 알코올 중독이 될 수 있다. 담배는 혀와 폐를 자극하고 혈관을 축소시켜 혈압을 높이며 강한 자극을 준다. 생활 단식 중에 술과 담배는 독이나 마찬가지다.

Q. 커피를 좋아한다. 일반 커피가 몸에 안 좋다면 원두커피는 마셔도 되는가?

A. 커피 자체의 성분이 몸을 자극하기 때문에 커피는 멀리하는 것이 좋다. 물론 첨가해 먹는 커피 프림이나 설탕은 또 다르게 몸에 해가 된다. 단식을 하면 가뜩이나 수분 공급이 부족한데, 커피를 마시면 이뇨작용이 생겨서 안 좋다. 탈수 현상이 나타난다. 생활단식을 하

는 동안은 니시차를 마시는 것을 원칙으로 한다.

Q. 단식을 하면서 비타민제를 먹어도 되나?

A. 먹지 않는 편이 좋다. 단식 기간에는 혈액 내 비타민, 미네랄, 전해질의 수치가 떨어지지 않으며 정상이다. 단식 3~4일이 지나면 체내에 영양이 자동으로 조절되어 혈액 중에 필요한 모든 영양 조건은 평상시와 같은 정상치를 유지하게 되며, 지방을 섭취하지 않기 때문에 혈액의 점도는 점차 낮아진다. 비타민제를 먹지 않아도 우리 몸이 저절로 맞추어 간다.

Q. 단식 중에 종합비타민을 복용하는 것은 어떤가?

A. 종합비타민이란 수용성비타민과 지용성비타민이 모두 들어 있는 비타민이다. 이 중에서 지용성비타민은 결핍될 가능성이 없어서 필요하지 않으며, 또 과잉 섭취할 때는 독성을 나타내기도 한다. 그러므로 종합비타민은 복용하지 않는 것이 좋다.

Q. 단식할 때 허브티는 괜찮은가?

A. 니시차가 제일 좋은데 니시차를 실수로 안 갖고 나왔을 때는 급하게 한두 번 대체할 용도로 허브티도 괜찮다.

Q. 단식 중 피부약을 먹어도 되나?

A. 절대 안 된다. 평상시 약 흡수율은 24%~30% 사이다. 단식 중에는

100% 흡수된다. 같은 양을 먹어도 3배 이상 반응할 수 있다. 위험하다.

Q. 단식할 때 연하게 내린 원두커피를 물 대신 마셔도 되나? 연하게 마신 원두 커피는 식욕 억제도 되나? 다이어트에도 도움이 되나?

A. 원두커피를 먹으면 좋지 않다. 단식을 하면 가뜩이나 수분 공급이 부족한데, 커피를 마시면 이뇨작용이 생겨서 탈수 현상이 나타난다. 생활단식을 하는 동안은 니시차를 마시는 것이 원칙이다.

Q. 단식 중에 껌을 씹어도 되나?

A. 안 된다. 껌에는 식품첨가물이 어마어마하게 들어 있고, 위산 분비를 촉진하기 때문이다. 생활협동조합에 껌을 좋은 재료로 만들면 어떻겠냐고 제안했는데, 도저히 만들 수 없다는 답이 왔다.

Q. 단식 중에 염색을 해도 되나?

A. 염색은 단식 중에 피하는 게 좋다. 피부 발진으로 고생할 수도 있다.

Q. 수면위내시경과 대장내시경을 해도 되나?

A. 단식 중에 수면내시경을 하면 안 된다. 수면내시경 약물 중에는 도미콤이나 포폴 같은 수면유도제가 있다. 단식 중에 이런 약물은 뇌에 치명적일 수 있다.

Q. 단식을 하고 나면 냄새에 예민해지나?

A. 식물성 식품만 먹게 되면 오감이 예민해진다. 동물성 식품을 먹는 사람에게서 나는 냄새가 매우 역겹게 느껴지기도 한다. 그만큼 몸이 깨끗해졌다는 증거다. 단식 중 입 냄새는 노폐물 같은 것이 배출되며 생기는 자연스러운 현상이다. 또한 후각이 예민해져 실제보다 더 강하게 느껴지기도 한다. 죽염으로 양치를 자주 하면 도움이 되지만, 보식을 시작하면 사라진다.

Q. 위장질환이 있는 사람들도 단식이 가능한가?

A. 위장 질환은 과식이나 불필요한 첨가물에 의한 것이다. 위에 휴식을 주기 위해서는 단식이 필요하지만, 일반적으로 위장질환이 있는 사람들은 속이 쓰리거나 위경련이 오기 때문에 장기간 단식을 지속하기 힘들다.

하지만 오혜숙 생활단식은 3년 묵은 재래식 된장차를 먹는 장국단식의 원리를 사용하기 때문에 위산의 산도PH농도를 조절하며 된장의 페니실린 성분 덕분에 위장병이 있는 사람도 큰 무리 없이 단식을 진행할 수 있다.

또한 오혜숙 생활단식의 프로그램에는 유니웰만의 특허물질인 UJW8575이 들어 있는데, 여기에는 후코이단 성분이 다량 함유되어 있다. 후코이단 성분은 위를 진정시켜 주는 최고의 성분이다.

Q. 단식 중 입 냄새를 없애려면 어떻게 하나?

A. 단식할 때 입 냄새는 어쩔 수 없다. 속에서 올라오는 것이기 때문이다. 대신 좀 줄일 수 있는 방법은 수시로 물을 많이 마시는 것이다. 그리고 된장차를 좀 짭쪼롬하게 마시면 차차 줄어들고 조절식에 들어가면 사라진다.

다비움

Q. 단식 첫날인데 다비움을 먹고 니시차를 몇 모금 했는데 속이 많이 안 좋다. 괜찮은가?

A. 괜찮다. 비위가 약한 분은 조금 부담스럽지만 곧 안정된다. 따뜻하게 니시차를 수시로 마셔 주어야 해결된다. 2~3회 설사가 이뤄지고 나면 편안해진다.

다비움을 마시고

1. 가슴이 답답하다.
2. 배에 몹시 심한 통증이 온다.
3. 미식거리며 구토하려고 한다.
4. 두드러기나, 피부가 불긋불긋해진다.

5. 항문으로 노폐물이 많이 빠져 나온다.
6. 배가 부글부글 끓고 배가 부풀어 오른다.
7. 머리가 띵하고 배가 더부룩하다.
8. 허리가 아프다.

등과 같은 반응이 일어나도 오래가지 않는다. 오랫동안 축적된 독소나 노폐물을 분해하는 과정에서 생기는 자연현상이니 염려할 게 없다. 만일 방귀만 뿡뿡 나오고, 배에 가스가 차서 숨이 가빠지고 힘겨운 시간이 2시간이 넘어 가면 커피관장을 하는 것도 좋은 해결 방법이다.

Q. 다비움을 마시고 속이 울렁거리고 메슥거린다. 어떻게 해야 하나?
A. 따끈한 니시차를 수시로 마시면서 배에 찜팩을 대고 누워 있으면 배변 신호가 빨리 온다. 배변이 되고 나면 편안해진다.

Q. 다비움을 마시고 배는 빵빵한데 배변 신호는 없고 머리가 아프고 힘이 든다. 어떻게 해야 하나?
A. 붕어운동이나 훌라후프를 하든가, 시원한 바람을 맞으면서 좀 걷는 것도 도움이 된다. 오래도록 해결이 안 될 때는 커피관장을 한다. 변비가 심한 사람은 다비움을 마시고 두 시간 후에 커피관장을 하는 것이 좋다.

Q. 지금 단식 3일차다. 첫날 다비움을 먹고 화장실을 딱 한 번 갔다. 어제 집에 와서 저녁 때 600cc 커피관장을 했는데, 1시간이 지나도 변의가 없어 그냥 화장실 갔더니 커피물만 한 번 나오고 말았다. 오늘 하도 걱정이 돼서 다비움을 만들어 마셨는데, 결국은 화장실 한번! 지금 막 커피관장 1000cc에 14분 지나고 화장실 갔는데 또 커피물만 나왔다. 3일 동안 자연배변을 못했다. 무슨 문제가 있나? 혹 치질이 있어도 문제가 있나?

A. 마른 논에 물들어가는 현상과 같다고 할 수 있다. 치질과는 아무런 상관이 없다. 된장차를 마실 수 있는 한 자주 마시면서 니시차를 수시로 마시면 된다. 그리고 단식을 하는 동안 커피관장을 매일 하면서 합장합척운동을 열심히 하면 회복식을 지나 조절식 끝날 무렵, 변비가 해결되면서 치질도 좋아지게 된다. 치질은 변비에 의해 발생할 수 있다.

Q. 다비움의 효과가 예전만 못한 것 같다. 처음 먹었을 때에는 화장실을 5번 정도 갔는데, 이번엔 겨우 어렵게 1번 다녀왔다. 왜 그런 건가?

A. 다비움은 설사약이 아닌 천연 생효소다. 뱃속에 암모니아가 없으면 가스가 발생하는 양이 적어서 설사를 점점 안하고 그냥 흡수하게 된다.

Q. 조절식 중에 빵 같은 밀가루 음식을 먹으면 바로 다비움을 마시고

장청소를 해야 하나? 과식했을 때 그렇게 하는 건가?

A. 장청소를 해야 한다. 다비움을 마시기 전에 아마 뱃속에서 들쑤시고 난리가 날 것이다.

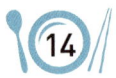

기타 :
단식 중에 생기는 여러 궁금증들

Q. 단식을 중단하면 건강은 더 나빠지는가?

A. 모처럼 어렵게 결심하고 1주일 정도의 단식에 도전했다가 호전반응으로 불안과 혼란을 느껴, 몇 일만에 단식을 중단하고 전부터 복용하던 약을 다시 먹는 경우가 있다. 그것은 대단히 위험하다. 그때까지 3~4일 아무것도 먹지 않고 쉬던 몸에 평상시와 같은 분량의 약이 들어가면 극약처럼 작용할 가능성이 높다.

또 그동안 주린 배를 채우기 위해서 눈앞에 널려 있는 음식들을 마구 먹어대는 경우가 있는데, 그것도 위험천만한 일이다. 푹 쉬고 있던 내장기관에 갑자기 뛰어든 많은 음식물은 큰 부담이 되기 때문이다. 기름기가 많은 음식이나 빙과류와 같은 찬 음식은 더욱 좋지 않아서 위경련을 일으킬 수도 있다. 그 후 무리한 식사를 하면 단식을 시작하기 전보다 상태가 더 악화된다.

Q. 단식 3일차다. 구충제를 단식 시작 열흘 전에 먹었는데, 이제라도 다시 먹어야 할까?

A. 단식 중에는 구충제도 금지다. 구충제는 단식 시작 일주일 전에 먹어 두면 좋다.

Q. 본 단식 8일차에 당수치 150이던 것이 단식 3일 만에 정상수치(80~100) 98이 되어 매우 행복했는데, 체중이 7kg 빠지면서 어제와 오늘 65~75로 저혈당이 됐다. 어제와 오늘 조청을 2배로 늘려 보았지만 정상 이하로 떨어진다. 어떻게 해야 하나?

A. 꿀물을 조금 마시고 된장차를 두 배로 늘리면 된다.

Q. 조절식 2일째다. 견과류를 많이 좋아하는데 먹기만 하면 위가 뒤집어지고 머리까지 아파온다. 그래서 채소만 먹고 있다. 근데 30년간의 배부르게 먹는 습관이 스멀스멀 기어 나온다. 채소는 많이 먹어도 상관없나? 위가 늘어나는 것은 아닌가? 내가 먹는 채소는 상추, 양배추, 브로콜리, 토마토, 오이 등이고, 가끔 두부나 버섯도 먹는다. 매운 건 얼마나 삼가야 하나?

A. 채소를 찜기에 살짝 쪄서 먹으면 속이 편해진다. 견과류가 먹기 힘들면 갈아서 소스를 조금씩 뿌려 먹으면 좋다. 위가 80% 정도 찼다고 느낄 때 멈춰야 한다. 매운 음식도 조절식이 끝날 때까지는 삼가

는 게 좋다.

Q. 부추김치를 조금 먹었는데 속이 많이 쓰리고 정신없이 아프다. 어떻게 하면 빨리 가라앉을까?

A. 다비움을 마시고 쏟아낸 후 미음으로 달래줘야 한다. 그리고 단식을 하면 된다.

Q. 단식할 때 손끝이 차가워질 때가 있다. 왜 그런가?

A. 단식은 체지방으로 가는 혈류를 증가시킨다. 이를 지방조직 혈류라고 한다. 따라서 단식 중에는 체지방으로 더 많은 피가 몰린다. 근육으로 이동시켜 연료로 소모되기 쉽도록 준비하는 것이다. 이처럼 체지방으로 혈액의 이동이 많아지면, 그에 대한 보상으로 손가락 끝이나 때로는 발가락의 혈관이 수축한다. 이는 지방 감량 과정의 '필요악'이라고 할 수 있다. 손발이 시리다는 것은 체지방이 타고 있다는 의미다.

Q. 본단식 15일, 회복식 3일차다. 우주를 담은 밥상을 2일차까지는 조청에 개어서 먹었는데 3일차부터는 요플레 정도로 먹으라는데, 어떤 이유에서 그런 것인가? 그냥 계속 조청에 개어서 먹으면 안 되는가?

A. 요플레 수준으로 개어서 먹으라는 것은 미음처럼 먹으라는 얘기다. 그런데 그보다 더 좋은 방법은 날가루를 충분히 씹어서 침과 섞

이게 먹는 것이다. 이게 원칙이다. 단식 기간 동안 소화액이 나오지 않다가 갑자기 소화액이 많이 나오지는 않는다. 그래서 엿기름으로 만든 조청에 개어서 꼭꼭 씹어 먹으라는 얘기다. 요플레처럼 해서 먹으라는 건 너무 되직하면 먹기 힘들어서 편하게 먹을 수 있도록 하라는 거다. 참고로 되직하게 하여 콩알만 하게 떼어서 18분 동안 씹어 먹으면 좋다.

Q. 숙변은 단식 10일이 넘어야 나오는 건지 아니면 개인차가 있는 건지 궁금하다.

A. 숙변을 보는 사람도 있고 못 보는 사람도 있다. 사람마다 다르다. 단식의 궁극적인 목적은 숙변 배제인데 숙변이 있느냐 없느냐 논란이 많은 것은 많은 사람들이 단식을 하고도 숙변을 못 봤으니 본 사람들을 이해를 못하는 것이다.

생활단식은 된장차의 삼투압에 의해 숙변이 다른 단식에 비해 쉽다. 장의 주름 속에 굳어져 있는 숙변은 다른 음식을 표면에 흘려보낸다고 해서 떨어지지 않는다. 숙변을 내보내기 위해서는 일정 기간 입으로 들어가는 것을 억제하고, 장 스스로 정화 작업을 하도록 도와주지 않으면 안 된다.

그렇게 2주일 정도 단식을 하고 나면 숙변이 나온다. 숙변이 나온 뒤의 컨디션을 겪어 보지 않은 사람은 모른다. 어제까지도 '머리가 아프네.', '어깨가 무겁네.' 하던 사람이 숙변이 나오고 나면 그런 증상이 말끔하게 사라진다. 상쾌한 몸과 마음을 경험한다. 그것을 느껴 본 사람은 두 번, 세 번 단식을 한다.

Q. 배가 부글거리는데 이유는 무엇인가?

A. 먹지 않는다고 장이 가만히 있는 것은 아니다. 장은 우리들의 의지와 상관없이 연동운동을 한다. 이 운동으로 장 벽의 노폐물이 빠져 나오기 때문에 단식 기간 중에도 자연 배변이 되는 사람들이 많은 것이다. 단식 기간 동안 이 노폐물이 이상 발효되어서 악성 가스를 만들기 때문에 배가 부글거릴 수 있다. 단식 기간 중에는 매일 관장을 해주는 것을 권하는 이유도 그날그날 생기는 독소를 빨리 빼주는 만큼 해독 속도도 빨라지기 때문이다.

Q. 2개월 전에 단식하고 재단식 예정인데, 괜찮을까?

A. 10일이 넘는 단식은 6개월에 한 번씩 하지만, 일주일 안쪽의 단식은 매달 해도 상관없다. 다만 회복식을 잘 해야 한다.

Q. 불면증에도 효과가 있나?

A. 먹지 않으면 자지 않아도 된다. 단식을 하고 있으면 수면 시간이 점점 줄어든다. 초심자가 장기 단식을 하는 경우에 처음 일주일은 수면 시간이 종전과 동일하지만, 둘째 주부터는 하루 30분 정도 수면 시간이 줄어든다. 여러 체험에 의한 결론은, 한 끼 먹는 데 3시간 정도의 수면이 필요하다고 한다. 그것은 소화, 흡수, 배설을 위해 소모되는 체력 회복을 위해 그 정도의 시간이 필요한 것이다.

세끼 모두를 트림이 나올 정도로 많이 먹는 사람은 적겠지만, 대부분의 사람들이 지나치게 먹고 있는 것이 우리의 현실이다. 그런 까닭으로 언제나 졸음이 와서 멍청한 상태가 되고, 졸음은 다시 졸음을 부른다. 생활단식 중에는 소화 흡수를 하지 않으므로 10일쯤 지나면 하루 40~50분 정도 수면 시간이 줄어들고, 자지 않고도 지낼 수 있는 상태가 된다.

Q. 조절식이 끝나고 일반 식사를 하면서 붓고 몸이 피곤하고 머리가 멍하다. 괜찮은 건가?
A. 과식과 과로가 원인이다. 단식으로 맑아진 몸이 갑자기 독소가 생기면서 우리 몸에 균형과 조화가 흐트러지면서 일어나는 일식적인 현상이다. 매달 월단식으로 몸을 새롭게 하면 저절로 사라진다.

Q. 단식 중에도 변이 나오는데 장이 터진 것은 아닌지?
A. 단식을 하면 몸이 역작용을 하기 때문이다. 음식물을 먹고 있을 때는 흡수작용을 하던 내장이 배설하는 쪽으로 작용하기 때문에 먹지 않았는데도 변이 나오고, 평소보다 변의 양이 많아지는 사람도 있다. 걱정 안 해도 된다.

Q. 치질에도 효과가 있나?
A. 물론이다. 단식을 하면 외부에서 영양이 공급되지 않는다. 우리 몸은 가장 먼저 노쇠해서 없어져야 할 세포, 물혹, 종기, 종양 같은 불

필요한 조직을 자기 연소하여 사용한다. 그동안 질병의 원인이었던 불필요한 조직이 모두 없어지고, 신체는 정상적으로 회복한다.

Q. 요즘 며칠 째 아침에 일어나면 머리가 아픈데 왜 그런가? 단식하면서 혈압약을 먹지 않아서 그런 것인가?

A. 단식중 수분 손실로 비어 있던 곳에 수분이 다시 채워지면서 일시적인 압력이 발생할 수 있다. 된장차를 꾸준히 끓여 먹으면 좋다.

Q. 퇴직을 하고 새로운 일을 하기 전에 마음가짐을 단단히 하기 위해 단식을 하려고 하는데, 주저하게 된다. 위장이 약해질지 모른다는 두려움도 있다. 단식하는 분들 보면 단식 중에 입 냄새가 많이 나던데, 나도 그럴 것 같아서 내심 걱정도 된다. 지금까지 한 번도 곡기를 끊은 적이 없었다. 내 의지력을 테스트하고 단식을 통해 감각을 투명하게 하고 싶은데 소식과 단식의 차이는 무엇인가? 단식 이후에도 계속해서 절제된 식생활이 요구된다고 들었다.

A. 단식을 하면 제일 먼저 좋아지는 기관이 소화기관이다. 쉴 새 없이 들어오는 음식물을 처리하느라 고생한 소화기관이 단식하는 동안 쉬게 되면서 스스로 병든 곳을 고쳐가는 시간이기 때문에 오히려 위는 좋아진다. 단식하는 동안 입 냄새는 해독과정에서 오는 것이므로 어쩔 수 없지만, 따뜻한 물을 수시로 마셔주고 죽염 등으로 자주 닦아주면 완화된다.

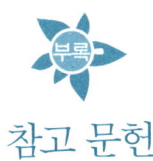

참고 문헌

- 가와기타 미노루, 장미화 옮김, 『설탕의 세계사』, 좋은책만들기, 2013
- 고다 미츠오, 김기준 편역, 『장수의 절대조건 소식』, 형설라이프, 2008
- 고다 미츠오, 배기성 편역, 『해로운 백설탕 알고 먹읍시다』, 태웅출판사, 1995
- 고다 미츠오, 배성권 옮김, 『단식요법의 과학』, 미래지식, 2009
- 고다 미츠오, 『현대의학에 도전하는 신건강요법』, 태웅출판사, 1993
- 김동극, 『단식건강법』, 도서출판 둥지, 1992
- 김산·조상현, 『모든 병의 근원은 뼈에서 시작된다』, 하우넥스트, 2015
- 김종수·김명식, 『생명온도』, 생명온도 연구소, 2015
- 니시 만지로, 배성권 옮김, 『발목펌프 건강법』, 태웅출판사, 2012
- 니시와키 순지, 박유미 옮김, 『당을 끊는 식사법』, 솔트앤씨드, 2014
- 마사루 소노다&게이코 고야마, 신미성역, 『만화로 쉽게 배우는 영양학』, 성안당, 2015
- 마이클 모슬리·미미 스펜서, 『간헐적 단식법』, 토네이도, 2013
- 박시우, 『죽염은 과학이다』, 어드북스, 2011
- 박정재, 『단식』, 김영사, 2005
- 사이토 마사시, 이진후 옮김, 『체온 1도가 내 몸을 살린다』, 나라원, 2010
- 신도요시하루, 고선윤 옮김, 『냉기를 빼는 36.5℃ 건강법』, 중앙생활사, 2008
- 아보 도오루, 김기현 옮김, 『아보도오루 체온 면역력』, 중앙생활사, 2011
- 앨리스 로버츠, 박경한·권기호·김명남 옮김, 『인체 완결판』, 사이언스북스, 2012
- 엄우흠·고주희·박은주, 『설탕』, 김영사, 2005

- 와타나베 쇼, 강호걸 옮김, 『기적의 니시 건강법』, 2014
- 와타나베 쇼, 김기준 편역, 『니시건강요법에 관한 모든 것』, 형설라이프, 2011
- 와타나베 쇼, 김기준 편역, 『아침을 굶어라』, 형설라이프, 2008
- 전홍준, 『비우고 낮추면 반드시 낫는다』, 에디터, 2013
- 존 유드킨, 조진경 옮김, 『설탕의 독』, 이지북, 2014
- 홍동주, 『37℃ 건강학』, 아이프렌드, 2009
- 후나세 순스케, 장경환 옮김, 『굶으면 낫는다』, 문예춘추사, 2014
- "막스거슨 커피해독요법" 윌슨즈 해독커피 자료집

· 프로그램 소개 ·

"1주일의 단식은 피를 정화하고,
2주일의 단식은 뼈를 정화하며,
3주일의 단식은 마음을 정화한다."

오혜숙 생활단식은 단식을 통해서 몸의 균형과 건강을 회복하기를 원하시는 분들을 도와 드리는 단식 방법입니다. 지금까지 3만여 명의 단식 참여자로 축적된 노하우와 효과적인 제품으로 단식부터 단식 이후의 삶까지 생각한 대한민국 대표, 단식 프로그램입니다.

오혜숙 생활 단식은 말 그대로 단식원과 같은 곳에 가지 않고도 일상생활 속에서 누구나 실천할 수 있는 단식법입니다. 어린 아이부터 연세가 있으신 어르신들도 어렵지 않게 시도 할 수 있는 오혜숙 생활 단식은 장 점막을 벗겨 내서 독소를 발생시키는 장 내 숙변을 제거하고 위장기능을 회복시켜 우리 몸의 자연치유력을 강화합니다.
누구나, 언제 어디서나 안전하게 실천가능한 자기 수련 프로그램으로 자기계발을 원하는 누구에게나 열려 있는 프로그램입니다.

오혜숙 생활단식의 원리

1. 내 몸의 온도를 올린다
2. 내 몸의 간을 맞춘다
3. 내 몸의 똥찌꺼기를 빼낸다
4. 내 척추의 좌우균형을 맞춘다
5. 내 몸의 독을 없앤다
6. 내 몸의 뼈를 달군다

오혜숙 생활단식의 장점

1. 체질개선
2. 비만해결
3. 숙변제거
4. 피부미용 효과
5. 면역력 증가
6. 체형교정 및 장기의 크기 변화
7. 자연치유력 회복
8. 정신력과 의지력 강화

오혜숙 건강도전식 100세 시대의 새로운 건강법

초판1쇄 인쇄 | 2015년 10월 20일
초판5쇄 발행 | 2022년 11월 00일

지은이 | 오혜숙
펴낸이 | 김진성
펴낸곳 | 흐여태북

편   집 | 백승우, 허강
디자인 | 장재승
관   리 | 정보해

출판등록 | 2005년 2월21일 제2016-000006호
주   소 | 경기도 수원시 장안구 팔달로237번길 37, 303(영화동)
전   화 | 02-323-4421
팩   스 | 02-323-7753
이메일 | kjs9653@hotmail.com
홈페이지 | www.heute.co.kr

ⓒ 오혜숙
값 14,000원
ISBN 978-89-93132-41-0 13510

* 잘못된 책은 서점에서 바꾸어 드립니다.